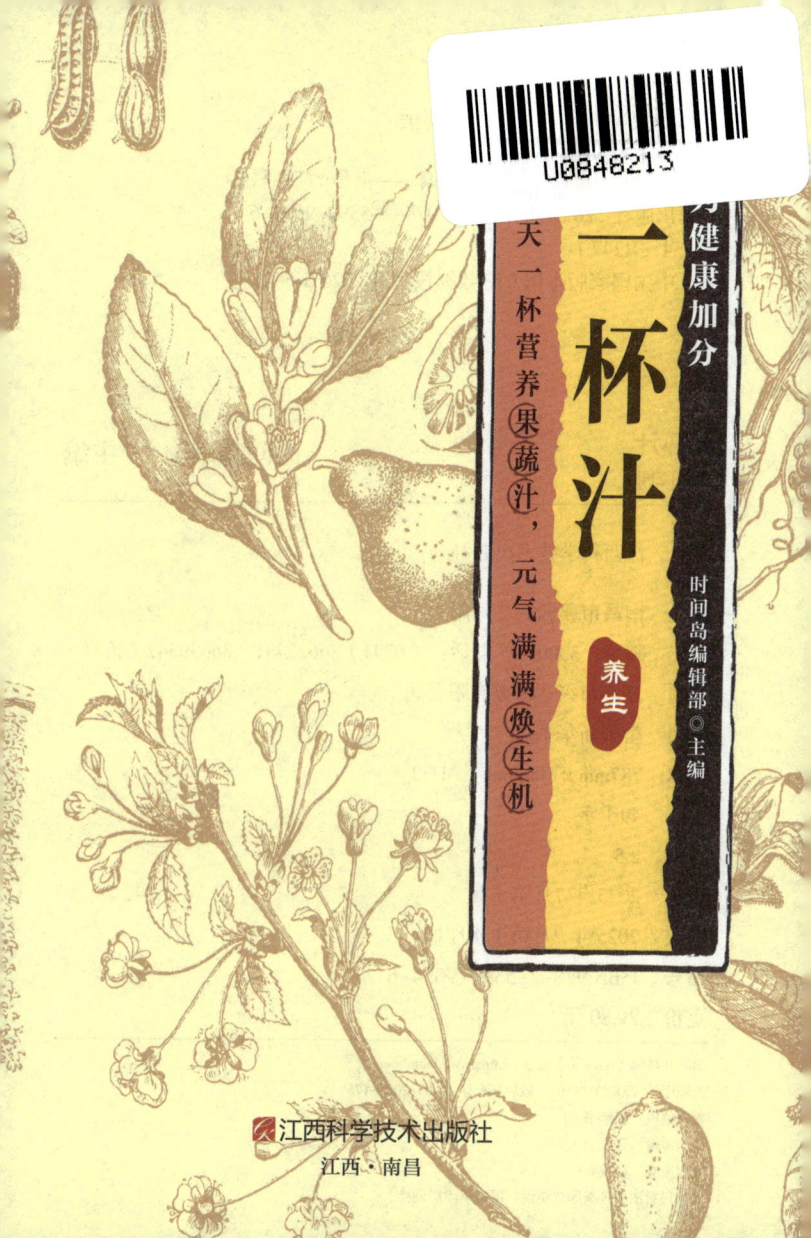

一杯汁

为健康加分

每天一杯营养果蔬汁,元气满满焕生机

养生

时间岛编辑部 ◎ 主编

江西科学技术出版社
江西·南昌

图书在版编目（CIP）数据

一杯汁 / 时间岛编辑部主编. -- 南昌 : 江西科学技术出版社, 2025.7. -- ISBN 978-7-5390-9634-6

Ⅰ. R247.1

中国国家版本馆 CIP 数据核字第 20257K5031 号

一杯汁
YIBEI ZHI

时间岛编辑部　主编

出版发行	江西科学技术出版社
社址	南昌市蓼洲街 2 号附1号
	邮编：330009　电话：（0791）86623491　86639342（传真）
印刷	三河市兴达印务有限公司
经销	全国新华书店
开本	787mm×1092mm　1/32
字数	49千字
印张	2.5
版次	2025 年 7 月第 1 版
印次	2025 年 7 月第 1 次印刷
书号	ISBN 978-7-5390-9634-6
定价	29.80 元

国际互联网（Internet）地址：http://www.jxkjcbs.com

选题序号：ZK2025150　赣版权登字：-03-2025-175

责任编辑：郭绪书

特约编辑：张辰玥

版权所有　侵权必究

（赣科版图书凡属印装错误、可向承印厂调换）

引言

当白水显得寡淡，奶茶咖啡稍觉负担，或许一杯融合阳光与雨露的鲜榨汁能为日常注入轻盈能量。本书以"每日一杯果蔬汁，唤醒身心小宇宙"为核心理念，将自然馈赠的蔬果，转化为兼具美味与功效的活力饮方。

本书拒绝繁琐教条，以四大特质伴你轻装上阵。一、操作简易。食材切配入机，一键搅打即享。二、趣味调饮。玩转色彩搭配与食材组合。三、实用指南。从蔬果挑选、刀工技巧到出汁秘诀、清洁窍门，全程贴心护航。四、精准对症。按功效划分章节，按需选择即可开启专属疗愈。然需留意，个体体质各异，并非所有配方皆普适，效果亦因人而异。

无需复杂工具，不必拘泥配方，只需一台榨汁机、若干当季新鲜蔬果，便能开启与自然对话的健康之旅。本书旨在提供日常饮食灵感与趣味参考，其内容不可替代专业医疗建议。愿每一杯汁，都成为专属自己的仪式感——轻启味蕾，让活力与美好，随果汁轻盈流淌。

目录 Contents

第一章　每天一杯汁的好处

一杯汁的三大美容效果 …………………… 01

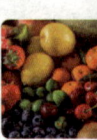

第二章　一杯汁制作全攻略

一杯汁的基本做法 ………………………… 04
一杯汁的制作小窍门 ……………………… 06
一杯汁食材的切法 ………………………… 09
一杯汁食材的挑选、保存方法 …………… 12

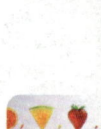
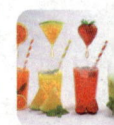

第三章　一杯汁配方分享

美白、美肤 ………………………………… 16
抗衰老 ……………………………………… 24
清理肠道 …………………………………… 31
促进血液循环 ……………………………… 35
消除水肿 …………………………………… 40
缓解疲劳 …………………………………… 46
增强免疫力 ………………………………… 53
调节内分泌 ………………………………… 57
减轻体味 …………………………………… 65
缓解压力 …………………………………… 71

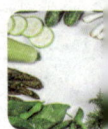

第一章 每天一杯汁的好处

一杯汁的三大美容效果

俗话说"药补不如食补",而我们日常生活中食用的蔬菜和水果,正是多种营养素的来源。用蔬菜和水果制成的果蔬汁也有奇效,不仅有助于我们养成健康的饮食习惯,优化体内环境,还能为健康肌肤奠定基础。各种蔬菜、水果和谷物科学搭配,能做出口感丰富、营养均衡的饮品。

效果一:抗氧化,延缓衰老

果蔬汁中富含维生素C、维生素E、β-胡萝卜素以及多酚类物质。这些强效抗氧化剂能够有效中和皮肤内多余的自由基,减缓细胞氧化损伤。因此,适量饮用果蔬汁有助于减少皮肤皱纹和细纹,保持皮肤弹性,延缓皮肤衰老,让肌肤保持年轻状态。

【推荐食材】

富含维生素C的水果:橙子、柠檬、草莓、猕猴桃等。

富含多酚类物质的食材:蓝莓、紫甘蓝、石榴、绿茶等。

效果二：排毒养颜，改善肤质

果蔬汁中的膳食纤维和水分有助于促进肠道蠕动，帮助身体排出食物残渣、代谢废物，从而减少有害物质在体内的积累。这不仅能改善暗沉肤色，让皮肤更加透亮，还能减少痘痘和闭口。

【推荐食材】

排毒效果好的蔬菜：芹菜、黄瓜、菠菜、胡萝卜等。

富含膳食纤维的水果：苹果、梨、火龙果等。

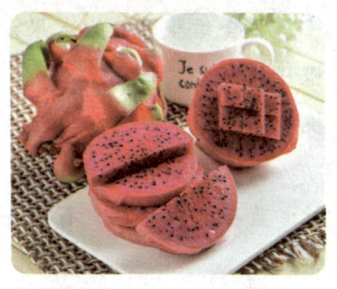

效果三：补水保湿，焕发光泽

果蔬汁中富含氨基酸，氨基酸经消化吸收后，是皮肤合成天然保湿因子的重要原料。天然保湿分子能够为皮肤锁住水分，改善皮肤干燥问题。经常饮用果蔬汁有助于提升皮肤的水润度和光泽感，减少皮肤干燥、脱皮等问题的发生。

【推荐食材】

高水分果蔬：西瓜、黄瓜、梨等。

富含维生素A的蔬菜：胡萝卜、菠菜、羽衣甘蓝等。

果蔬搭配建议

可以提前将不同颜色的果蔬搭配在一起，多样的颜色能使人在制作过程中心

第一章 每天一杯汁的好处

情愉悦。此外,不同颜色的蔬果功效不同,科学组合能让果蔬汁具有多种复合的食疗效果。这样不仅能提升口感,还能同时摄取多种营养。

建议饮用时间

早晨空腹饮用一杯果蔬汁(肠胃敏感者不建议空腹饮用),有助于促进代谢和营养吸收;晚上则可以选择温和的花草茶,帮助放松身心并改善睡眠。饮用时需要小口慢饮,使肠道能够充分吸收果蔬中的营养成分。

注意事项

应选择天然食材,并避免添加过多的糖分,以保留其美容功效。坚持饮用新鲜的果蔬汁或花草茶,能够帮助焕发活力,促进新陈代谢。另外,若果蔬汁温度过低,则不宜饮用,以免对胃部造成刺激,影响消化。

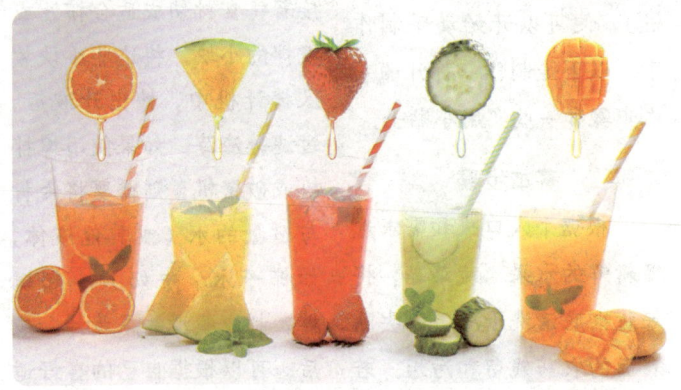

第二章 一杯汁制作全攻略

一杯汁的基本做法

无论是制作果蔬汁、花草茶,还是各类豆浆、米糊,只需几个基本步骤和简单的工具即可完成。准备好新鲜的食材和基本的工具(如榨汁机、搅拌机或破壁机),便可以开始动手制作了。以下是制作一杯汁的基本步骤和一些实用小贴士。

基本步骤

根据个人口味和需求选择新鲜的水果、蔬菜等;将果蔬彻底清洗干净,以去除表面的农药残留和污垢。若使用有机食材,只需简单冲洗即可;若是普通食材,建议用淡盐水浸泡几分钟以确保清洁。

食材清洗完成后,首先去掉不可食用的部分,例如果核、果皮(某些果蔬皮可以保留,如苹果、黄瓜),接着将食材切成适合榨汁或搅拌的小块。将这些小块放入榨汁机中,榨出汁液后,过滤掉渣滓。如果使用搅拌机或破壁机,则需要将食材与适量的水(或其他液体,如椰子水、牛奶)一起搅拌,制成顺滑的果蔬汁。最后,可以根据自己的喜好适当调味，制作完成后就可以装杯享用。

【食材搭配原则】

水果+蔬菜：平衡甜味和营养（如苹果+菠菜）。

水果+水果：口感更甜美（如橙子+草莓）。

蔬菜+蔬菜：低糖健康（如黄瓜+芹菜）。

【常见搭配】

排毒养颜汁

食材：黄瓜1根+芹菜1根+苹果1个+柠檬汁少许。

功效：促进消化，改善便秘；清热解毒，改善肤质。

美颜活力汁

食材：胡萝卜1根+橙子1个+生姜1小块。

功效：延缓衰老；增强免疫力。

补水亮肤汁

食材：西瓜200克+黄瓜半根+薄荷叶几片。

功效：补水保湿，焕发肌肤光泽。

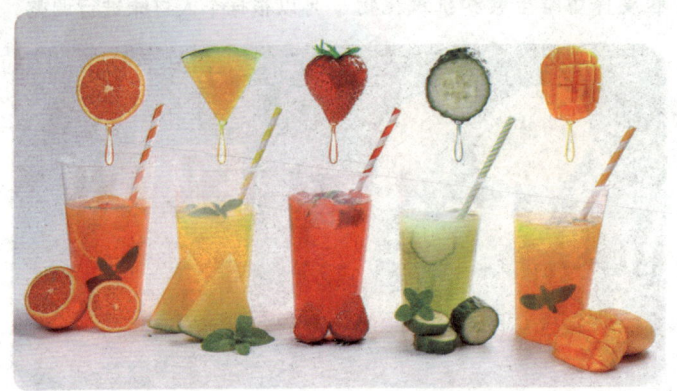

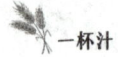
一杯汁

能量活力汁

食材：香蕉1根+菠菜1把+牛奶或杏仁奶200毫升。

功效：补铁养血，改善气色；补充能量，缓解疲劳。

【小贴士】

使用搅拌机或破壁机可以保留果蔬的膳食纤维，有助于增加饱腹感并促进消化。

果蔬汁容易被氧化，建议制作后尽快饮用，以最大程度保留维生素和抗氧化物质。某些食材（如苦瓜、芹菜）适口性差，可以适量添加或与其他食材搭配调和。

一杯汁的制作小窍门

制作一杯汁并没有想象中那么复杂，只需要掌握一些实用小窍门，就能轻松调制出一杯美味又营养的果蔬汁。这不仅能够提升果蔬汁的口感，还能增强其营养价值和美观度。此外，我们还可以根据个人口味进行调整，

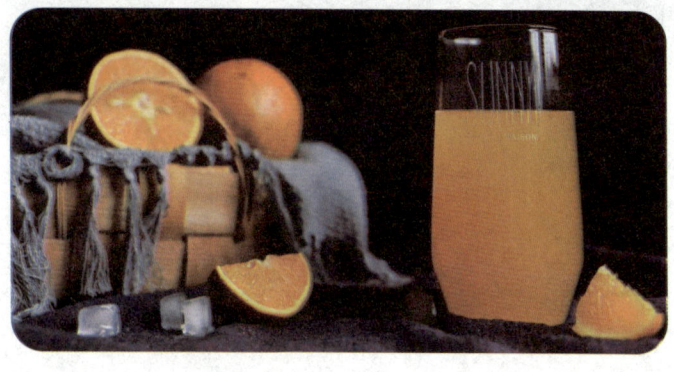

打造出属于自己的独特风味。

在食材选择方面,应以新鲜为主,确保蔬果的口感和营养达到最佳状态。采取多样化的搭配方式,结合不同颜色和种类的果蔬,既能丰富营养,又能提升口感。可以多选用一些季节性食材,这类食材不仅价格实惠,而且新鲜,还能让你享受到当季限定风味。

选对食材是成功的第一步,而巧妙的预处理和搭配技巧则是让一杯汁口感与营养双升级的关键。从巧妙提升口感到出汁后的及时保鲜,每个细节都藏着提升体验的小玄机。接下来,我们将从食材搭配、风味调和、营养保留等多个维度,分享实用的制作窍门,让你在掌握榨汁方法后,既能玩转经典搭配,也能大胆尝试创意组合,轻松解锁一杯汁的满分魅力。

提升口感窍门

如果果蔬汁液偏酸或苦,可以适量加入天然甜味剂,如蜂蜜、枫糖浆、椰枣或香蕉,以平衡口感。此外,加入少量柠檬汁、青柠汁,可以提升饮品的清新感。若想增添独特的香气,可以放入几片薄荷叶、罗勒叶。

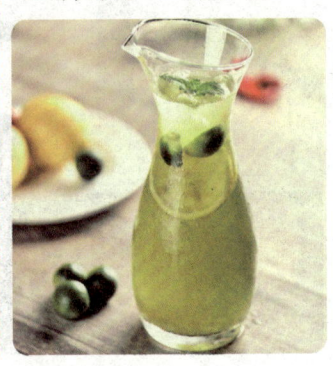

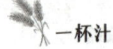

榨汁与搅拌窍门

榨汁机适合制作清澈的果蔬汁,过滤掉纤维。搅拌机或破壁机可以保留纤维,制作浓稠的果蔬汁。如果使用搅拌机,可以加入适量的水、椰子水、牛奶或植物奶(如杏仁奶、燕麦奶),帮助搅拌得更顺畅。在使用搅拌机时,先粉碎硬质食材(如胡萝卜、苹果),再榨软质食材(如番茄、菠菜),避免机器刀片卡顿。

防止氧化窍门

现做现喝:果蔬汁容易氧化,建议制作后尽快饮用,以最大程度保留其养分。

密封保存:如果需要保存,将汁液倒入密封容器,尽量排空空气,并放入

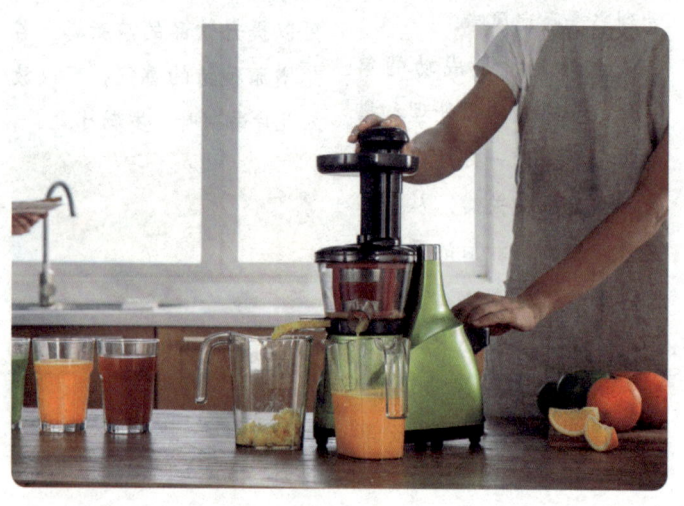

冰箱冷藏（建议不超过24小时）。

提升美观度窍门

为果蔬汁添加层次感：将不同颜色的汁液分层倒入杯中，可以制作出漂亮的渐变效果。在杯口点缀一片水果（如柠檬片、草莓）或插上一根香草（如薄荷叶），可以提升视觉吸引力。

清洗工具窍门

榨汁机或搅拌机使用后应立即清洗，避免残留物干硬后难以清理。机器断电后，用温水冲洗残渣，使用软毛刷清洁榨汁机的滤网，确保彻底干净。清洗后，可以用小苏打水擦拭机器，去除残留的味道，最后将机器擦干晾干即可。

一杯汁食材的切法

在制作果蔬汁时，食材的切法非常重要，它不仅影响榨汁或搅拌的效率，还会影响最终的口感和出汁率。以下是针对不同食材的切法建议，帮助您更好地制作一杯汁。

硬质食材（如胡萝卜、苹果、甜菜根）：

切之前先削皮，切成小块或长条，大小以适合放入榨汁机的进料口为准。如果使用搅拌机或破壁机，可以先削皮后再切成方块状以减少机器的负担。

【小贴士】

硬质食材通常需要先切碎或先搅拌，以避免堵塞机器。食材太大可能会导致机器损坏或刀片卡顿。

软质食材（如番茄、草莓、猕猴桃）：

切成两半或四分之一块即可，不需要切得太小块，否则容易打得太碎，影响口感。

【小贴士】

软质食材容易出汁，可以与其他硬质食材搭配使用，以提高出汁量。如果单独榨汁，建议用低速模式，以免汁液溅出。

叶类蔬菜（如菠菜、羽衣甘蓝、生菜）：

将叶子洗净后，直接放入榨汁机或搅拌机。如果叶子较大（如羽衣甘蓝），可以简单地撕成小片。

【小贴士】

叶类蔬菜通常出汁率较低，建议与水分较多的食材（如黄瓜、西瓜）搭配使用。如果使用搅拌机，可以加入少量水帮助搅拌。

柑橘类水果（如橙子、柚子、柠檬）：

去皮后，将果肉分成小块或直接榨汁。如果使用搅拌机，可以保留部分白色筋膜（富含纤维），但要去掉籽。

【小贴士】

柑橘类水果的皮通常较苦，建议去掉，除非使用专用的柑橘榨汁机。

柠檬或青柠可以榨汁后加入其他果蔬汁中调味。

瓜类水果（如西瓜、哈密瓜、蜜瓜）：

去掉外皮和籽，将果肉切成小块。如果使用搅拌机，可以将切好的水果块直接放入。

【小贴士】

瓜类水果水分含量高，适合制作清爽的果汁。它们既可以单独榨汁，也可以与其他果蔬搭配。

根茎类蔬菜（如生姜、甜菜根）：

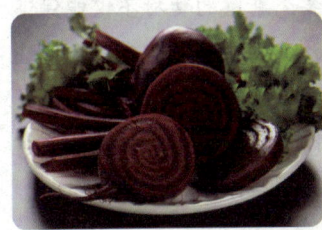

切成薄片或小块，方便榨汁或搅拌。如果使用搅拌机，可以切得更小一些。

【小贴士】

生姜味道较浓，建议少量添加，避免盖过其他食材的味道。甜菜根颜色鲜艳，口感清甜，略带泥土气息，可以与其他果蔬搭配调和。

坚果或种子（例如杏仁、巴旦木、核桃、奇亚籽等）：

坚果可以提前浸泡，软化后直接放入搅拌机中。种子（如奇亚籽）可以直接加入搅拌机或榨汁后的汁液中。

【小贴士】

坚果和种子可以增加汁液的营养和口感，但需要充分搅拌或浸泡。

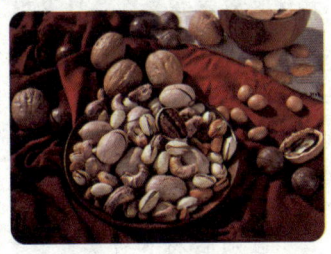

装饰性食材（如薄荷

叶、柠檬片）：

薄荷叶可以直接使用，或撕成小片作为点缀。柠檬可以切成薄片，放在杯口或放入汁液中。

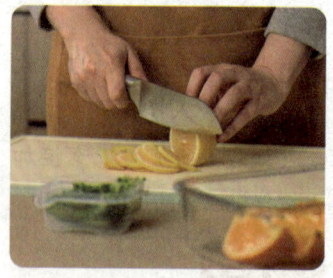

【小贴士】

装饰性食材主要用于提升视觉效果和香气，可以根据个人喜好添加。

总结

硬质食材：切成小块或长条，方便榨汁或搅拌。

软质食材和叶类蔬菜：切半或切块，避免切得太小。

瓜类、柑橘类水果：去皮去籽，大块水果需要切块。

一杯汁食材的挑选、保存方法

制作一杯健康美味的果蔬汁，挑选新鲜合适的食材并用恰当的方法保存极为重要。新鲜的食材不仅能保证汁液的口感和营养，还能让我们喝得更加安心。以下是能够帮助你挑选果蔬汁食材并适当保存的方法。

水果类

挑选：选择表皮光滑、无破损、无斑点的水果。颜色鲜艳、均匀，避免过熟或未熟的水果。轻轻按压时，果实应有弹性，不过硬也不过软。闻起来有自然的果香，无异味。

短期保存：将水果放入冰箱冷藏室（4℃左右），并使用保鲜袋或保鲜盒密封。避免将水果堆叠，防止挤压损坏。

长期保存：某些水果（如香蕉、芒果）可以切块后冷冻，以便用于制作冰沙。浆果类（如草莓、蓝莓）可以洗净后冷冻，以延长保存时间。

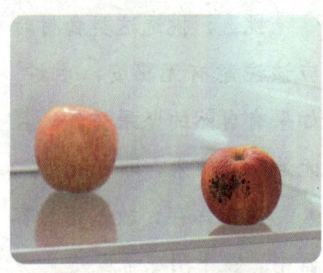

【常见水果的挑选方法】

苹果：果形饱满，表皮光滑，颜色均匀，无软斑。

橙子：果皮紧实，大小适中，闻起来有清香气。

西瓜：敲击时发出"嘭嘭"的低沉浑厚声，触感有轻微震动，西瓜底部的"脐圈"较小（表示成熟）。

香蕉：表皮无黑斑，略带绿色可存放，黄色即食。

蔬菜类

挑选：叶片或茎部新鲜、无枯萎、无黄叶。颜色鲜亮，避免发黄或发暗。茎部或叶片应坚挺，不软塌。有清新的蔬菜香气，无异味。

短期保存：叶类蔬菜（如菠菜、生菜），洗净后用厨房纸包裹，放入保鲜袋后冷藏。根茎类蔬菜（如胡萝卜、甜菜根），放入冰箱冷藏室，避免潮湿。

长期保存：部分蔬菜可以切块后冷冻（如西蓝花、胡萝卜），但口感会有所下降。

【常见蔬菜挑选示例】

菠菜：叶片深绿，茎部鲜嫩，无黄叶。

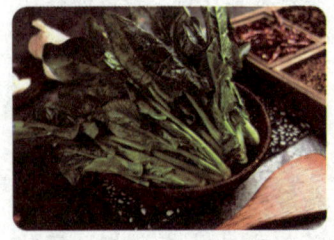

胡萝卜：表皮光滑，颜色鲜艳，无软斑。

黄瓜：表皮有刺，颜色均匀，手感硬实。

芹菜：茎部挺拔，叶片翠绿，无黄叶。

新鲜香料类

挑选：叶片完整，无枯萎或发黄。香气浓郁，无异味。叶片应柔软但不黏腻。

短期保存：将草本植物放入装有水的杯子中，用保鲜膜覆盖，放入冰箱冷藏。或用湿厨房纸包裹，放入保鲜袋冷藏。

长期保存：可以洗净后切碎，放入冰格中加水冷冻，制成冰块备用。

坚果或种子类

挑选：挑选这类食材时应该注意有无霉变、虫蛀。如果有自然的坚果香气，且无油脂变质味，即可购买。

短期保存：放入密封容器中，置于阴凉干燥处。

长期保存：可以放入冰箱冷藏或冷冻，防止油脂氧化。

第二章 一杯汁制作全攻略

【注意事项】

避免过量购买：食材以新鲜为佳，建议少量多次购买，避免长时间存放。

分类存放：不同食材分门别类存放，避免串味或交叉污染。

检查保质期：坚果、种子等食材需注意保质期，避免食用过期产品。

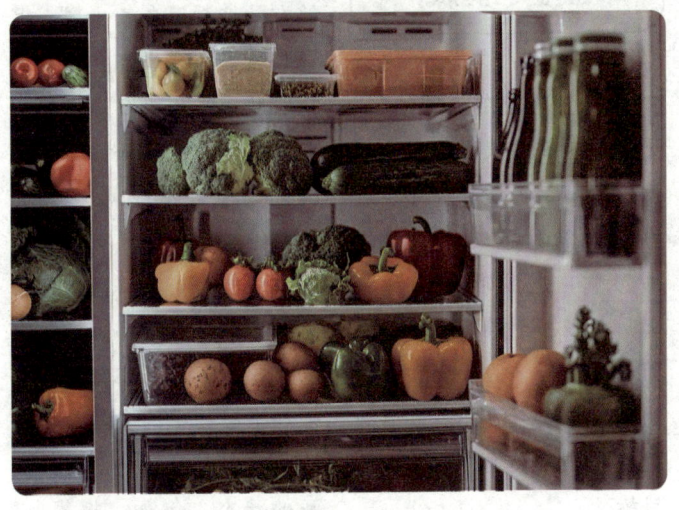

第三章 一杯汁配方分享

美白、美肤

皮肤是人体最大的器官,不仅是外在美的体现,更是反映健康状况的重要指标。随着年龄增长、环境压力增大以及不良生活习惯的影响,皮肤容易出现暗沉、色斑、干燥等问题。然而,通过科学的饮食和健康的生活方式,我们可以有效改善肤质,实现美白美肤的目标。

美白美肤的核心在于内外兼修,科学的饮食结构是关键。均衡摄入富含维生素C、维生素E、抗氧化物质和优质蛋白质的食物,能够有效抑制黑色素生成,促进胶原蛋白合成,并修复受损肌肤。维生素C是天然的美白成分,能够降低酪氨酸酶的活性,减少黑色素沉积;维生素E则具有强大的抗氧化能力,能够保护皮肤免受自由基的侵害,延缓衰老。此外,水果、蔬菜、坚果和全谷物中的多种营养素协同作用,能够全面提升皮肤的状态。例如,胡萝卜、番茄、南瓜等富含的胡萝卜素和番茄红素,能够帮助清除体内自由基,提亮肤色;而富含 ω-3 脂肪酸的食物,如深海鱼和亚麻籽,则能够滋润肌肤,增强皮肤屏障功能。

许多果蔬汁富含天然抗氧化成分,如多酚类物质(包括类黄酮)。这些成分不仅能够帮助美白肌肤,还能减轻炎症,维持皮肤的健康状态。通过日常饮用这些果蔬汁,结合合理的饮食搭配,可以从内而外改善肤质,让肌肤焕发健康光彩。同时,减少高糖、高脂肪的加工食品的摄入,避免紫外线暴露,也是保持肌肤年轻状态的重要措施。

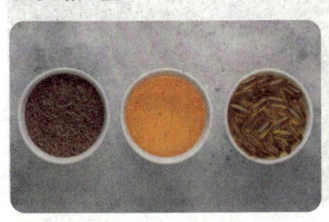

猕猴桃橙子生姜汁

配方:猕猴桃1个,橙子1个,生姜1小块,水适量。

制作方法:猕猴桃去皮、切块,橙子去皮、去籽,生姜去皮切小块。将所有食材放入榨汁机或搅拌机中,加入适量水,搅拌至顺滑。倒入杯中,即可饮用。

【功效】

猕猴桃:富含维生素C和抗氧化物质,促进胶原蛋白合成,提亮肤色。

橙子:富含维生素C,帮助美白肌肤,减少黑色素沉淀。

生姜:促进血液循环,改善气色,增强肌肤光泽。

搭配食物

早餐搭配:全麦面包、

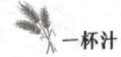

水煮蛋、坚果（如杏仁、核桃）。全麦面包提供膳食纤维，水煮蛋补充蛋白质，坚果富含健康脂肪，与果蔬汁搭配，营养更均衡。

轻食搭配：藜麦沙拉（加入菠菜、胡萝卜、鸡胸肉）。藜麦和鸡胸肉提供优质蛋白质，菠菜和胡萝卜补充维生素A和铁，与果蔬汁搭配有助于美肤。

早晨空腹饮用效果最佳，有助于排毒和补充营养。如果觉得生姜味道过重，可以减少用量或加入少量蜂蜜调味。

葡萄柚草莓汁

配方：半个葡萄柚，6~8颗草莓，水适量（可选）。

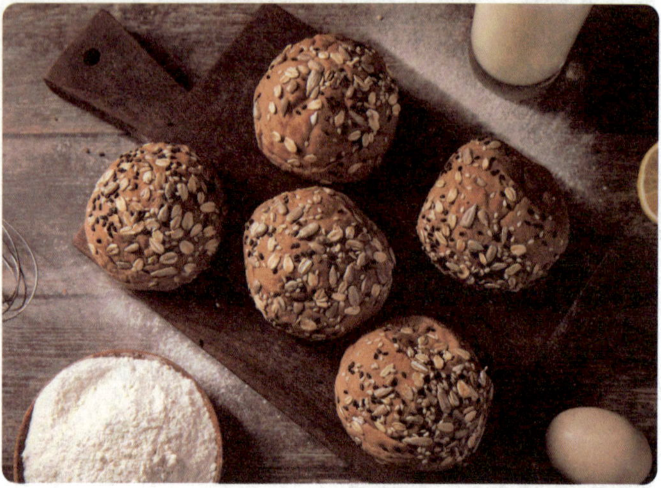

第三章 一杯汁配方分享

制作方法：葡萄柚去皮去籽，切成小块。草莓去蒂、洗净。将所有食材放入榨汁机或搅拌机中，加入适量水搅拌至顺滑。倒入杯中，即可饮用。

【功效】

葡萄柚：富含维生素C和抗氧化剂，可帮助美白肌肤，减少色斑。

草莓：含有鞣花酸，能够有效抑制黑色素生成，提

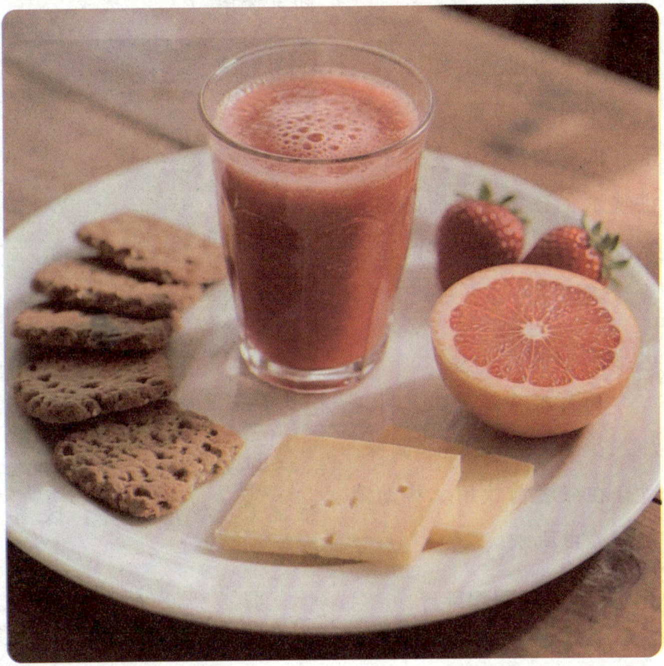

亮肤色，改善血液循环。

【搭配食物】

早餐搭配：燕麦粥、希腊酸奶、奇亚籽。燕麦粥提供膳食纤维，希腊酸奶补充蛋白质和益生菌，奇亚籽富含ω-3脂肪酸，与果汁搭配有助于消化。

下午茶搭配：全麦饼干、低脂奶酪。全麦饼干提供碳水化合物，低脂奶酪补充蛋白质，与果汁搭配适合作为健康下午茶。

【小贴士】

葡萄柚略带苦味，可以加入少量蜂蜜或椰枣调味。适合在午餐前饮用，帮助消化和美白肌肤。

苹果菠萝西芹汁

配方：苹果1个，菠萝1/4个，西芹1根，水适量。

制作方法：苹果去核切块，菠萝去皮切块，西芹洗净切段。将所有食材放入榨汁机或搅拌机中，加入适量水搅拌至顺滑。倒入杯中，即可饮用。

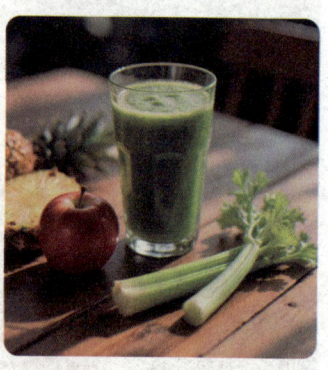

【功效】

苹果：富含果胶和维生素C，帮助排毒，改善肤质。

菠萝：含有菠萝蛋白酶，能促进肌肤新陈代谢，提亮肤色。

西芹：富含维生素K和抗氧化物质，帮助减少肌肤炎症，改善皮肤状态。

【搭配食物】

早餐搭配：牛角包、牛油果、水煮蛋。牛角包提供碳水化合物，牛油果富含健康脂肪，水煮蛋补充蛋白质，与果汁搭配营养丰富。

午餐搭配：烤鸡胸肉、藜麦沙拉（加入黄瓜、番茄）。鸡胸肉提供优质蛋白质，藜麦和蔬菜补充膳食纤维和维生素，与果汁搭配有助于美肤和排毒。

【小贴士】

西芹的味道较浓烈，可以增加苹果或菠萝的比例来调和口感。在午餐后饮用，可以帮助人体促进消化和排毒。

莓类菠萝紫苏汁

配方：混合莓类（如蓝莓、草莓、树莓）60克，菠萝1/4个，紫苏叶3~4片，水适量。

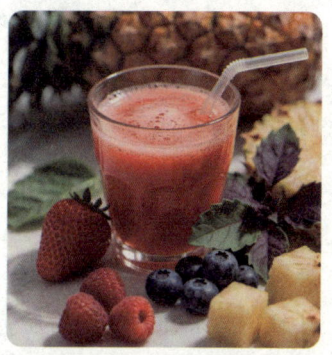

制作方法：首先将各种莓类洗净，菠萝去皮切块，紫苏叶洗净。将所有食材放入榨汁机或搅拌机中，加入适量的水搅拌至顺滑。倒入杯中，即可饮用，可以适当

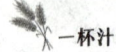

加少许点缀物。

【功效】

莓类：富含花青素和维生素C，抗氧化能力强，帮助美白肌肤。

菠萝：促进肌肤新陈代谢，提亮肤色。

紫苏叶：富含抗氧化物质，帮助舒缓肌肤，改善暗沉。

【搭配食物】

早餐搭配：燕麦片、坚果、蜂蜜。燕麦片提供膳食纤维，坚果补充健康脂肪，蜂蜜增加甜味，与果蔬汁搭配，营养丰富。

下午茶搭配：全麦饼干、低脂酸奶。

【小贴士】

莓类可以冷冻后食用，增加汁液的清凉感。这杯饮品适合作为下午茶饮品，其中添加的紫苏叶能够缓解疲劳，帮助提神。各种莓类富含维生素和花青素，是美白皮肤的不二之选。

总结

适当的饮用方式和食物搭配能够起到事半功倍的效果，最大程度发挥果蔬汁的功效。这类果汁中含有的维生素C是美肤美白的核心成分，而且这类水果通常富含抗氧化物质，能够帮助我们抵抗皮肤衰老，促进角质层新陈代谢，从而保持良好的皮肤状态。它们不仅能提亮肤色，还能通过新陈代谢促进身体排出废物的效率，从而减少脸上的色斑，使皮肤更加年轻。

第三章 一杯汁配方分享

在选择搭配食物时，可以从身体缺乏的各种元素出发，例如，用果汁补充维生素C，在选择食物时可以选择富含蛋白质、健康脂肪和膳食纤维的食物与果汁搭配，确保营养均衡。同时，应尽量避免摄入高糖、高脂肪的加工食品，以保持肌肤健康。

此外，饮用时间对果汁中的营养成分的吸收影响很大：早晨空腹饮用，有助于肠胃吸收果汁中的纤维，促进身体排毒和补充营养。而中午或晚上可以适当饮用含糖量较低的果蔬汁，具有提神和补充身体能量的效果。

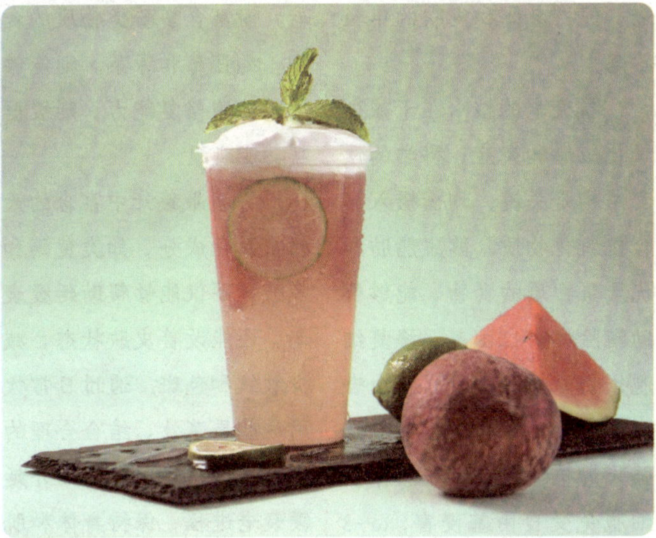

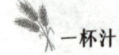

抗衰老

衰老是人体不可避免的自然过程,表现为器官功能逐渐衰退、细胞再生能力下降以及皮肤弹性减弱等。虽然衰老无法逆转,但通过科学的饮食和健康的生活方式,可以有效延缓衰老,保持身体和皮肤的年轻状态。

抗衰老的核心在于减少氧化应激和炎症,科学的饮食结构是关键。均衡摄入富含抗氧化物质、健康脂肪和优质蛋白质的食物,能够帮助清除体内自由基,修复细胞损伤,并促进胶原蛋白合成。维生素C和维生素E是强大的抗氧化剂,能够保护细胞免受自由基侵害;ω-3脂肪酸有助于减少炎症,维持心血管健康和皮肤弹性。此外,水果、蔬菜、坚果和全谷类食物中的多种营养素协同作用,能够全面提升身体的抗衰老能力。例如,番茄、胡萝卜等富含的番茄红素和胡萝卜素,能够帮助抵御紫外线伤害,延缓皮肤衰老;而富含多酚类物质的食物,如蓝莓和绿茶,则能够增强细胞修复能力,延缓器官功能衰退。

许多果蔬汁中富含的天然抗氧化成分,如类黄酮和多酚,不仅能够帮助延缓衰老,还能改善皮肤状态,减少皱纹和色斑。通过日常饮用这些果蔬汁,结合合理的饮食搭配,可以从内而外延缓衰老进程,保持身体和肌肤的年轻活力。同时，避免摄入高糖、高脂肪的加工食品，保持规律运动和充足睡眠，也是抗衰老的重要措施。

番茄青椒大蒜汁

配方：番茄1个，青椒1/2个，大蒜1瓣，水适量。

制作方法：番茄洗净切块，青椒去籽切块，大蒜去皮。将所有食材放入榨汁机或搅拌机中，加入适量水搅拌至顺滑。倒入杯中，即可饮用。

【功效】

番茄：富含番茄红素和维生素C，抗氧化能力强，能延缓细胞老化。

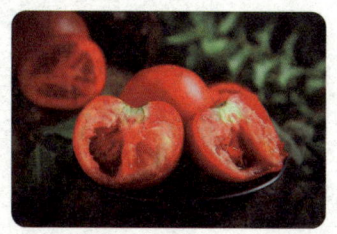

青椒：富含维生素C和β-胡萝卜素，能促进胶原蛋白合成，保持肌肤弹性。

大蒜：含有硫化物和抗氧化物质，能增强免疫力，延缓衰老。

【搭配食物】

早餐搭配：全麦面包、水煮蛋、坚果（如杏仁、核桃等）。

午餐搭配：水煮鸡胸肉、藜麦沙拉（加入黄瓜、胡萝卜）。

【小贴士】

大蒜味道较浓，可以适

量减少用量或加入少量蜂蜜调味。适合在早晨或午餐后饮用，有助于增强免疫力和延缓衰老。如果介意大蒜的味道或胃肠功能较弱，也可以选用其他成分替代。

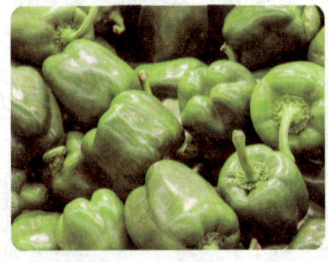

芒果牛油果欧芹汁

配方：芒果半个，牛油果半个，欧芹1小把，水适量。

制作方法：芒果去皮去核切块，牛油果去皮去核切块。欧芹洗净。将所有食材放入榨汁机或搅拌机中，加入适量水搅拌至顺滑。倒入杯中，即可饮用。

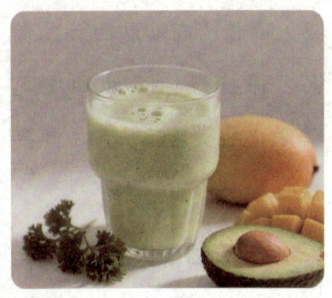

【功效】

芒果：富含维生素A和维生素C，抗氧化能力强，延缓皮肤老化，改善皮肤屏障。

牛油果：富含健康脂肪和维生素E，能滋润肌肤，延缓衰老。

欧芹：富含维生素K和抗氧化物质，帮助减少自由基损伤。

【搭配食物】

早餐搭配：燕麦粥、希

腊酸奶、奇亚籽。

下午茶搭配：杂粮饼干、低脂奶酪。

【小贴士】

牛油果的脂肪含量较高，建议适量加入。该果蔬汁适合在早晨或下午饮用，帮助滋润肌肤并延缓衰老。

苹果菠萝油菜汁

配方：苹果1个，菠萝1/4个，油菜1小把，水适量。

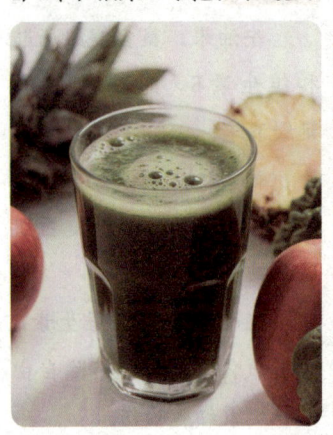

制作方法：苹果去核切块，菠萝去皮切块，油菜洗净。将所有食材放入榨汁机或搅拌机中，加入适量水搅拌至顺滑。倒入杯中，即可饮用。

【功效】

苹果：富含果胶和维生素C，帮助排毒，改善肤质。

菠萝：含有菠萝蛋白酶，能促进肌肤新陈代谢，提亮肤色。

油菜：富含维生素K和抗氧化物质，帮助清除自由基，延缓细胞老化。

【搭配食物】

早餐搭配：全麦吐司、牛油果、水煮蛋。全麦吐司提供膳食纤维，与果汁搭配有助于消化。

午餐搭配：烤三文鱼、藜麦沙拉（加入菠菜、胡萝卜）。三文鱼提供优质蛋白质和ω-3脂肪酸，藜麦和蔬菜补充膳食纤维和维生素，与果汁搭配有助于抗衰老。

【小贴士】

油菜的味道较清淡，可以增加苹果或菠萝的比例来调和口感。适合在午餐后饮用，帮助消化和排毒。

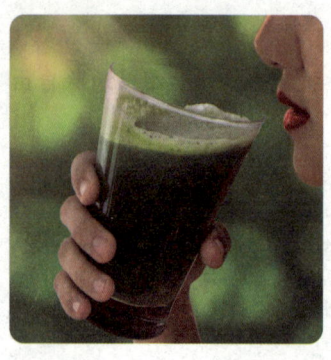

牛油果葡萄柚空心菜汁

配方：牛油果1/2个，葡萄柚1/2个，空心菜1小把，水适量。

制作方法：牛油果去皮去核切块，葡萄柚去皮去籽切块，空心菜洗净切段。将所有食材放入榨汁机或搅拌机中，加入适量水搅拌至顺滑。倒入杯中，即可饮用。

【功效】

牛油果：富含健康脂肪和维生素E，能滋润肌肤，延缓衰老。

葡萄柚：富含维生素C和抗氧化剂，帮助美白肌肤，减少色斑。

空心菜：富含维生素K和抗氧化物质，能清除自由基，延缓细胞损伤。

第三章 一杯汁配方分享

【搭配食物】

早餐搭配：燕麦片、坚果、低脂牛奶。

下午茶搭配：全麦饼干、低脂酸奶。

【小贴士】

葡萄柚略带苦味，可以加入少量蜂蜜或椰枣调味。适合在下午饮用，帮助提神的同时也可以美白肌肤。

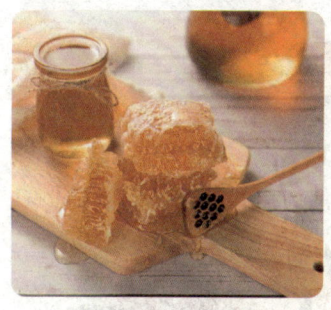

总结

一些富含氨基酸的果汁能够帮助延缓人体衰老，促进身体代谢和更新。本节详细介绍了四款具有显著抗衰老功效的果蔬汁，包括番茄青椒大蒜汁、芒果牛油果欧芹汁、苹果菠萝油菜汁和牛油果葡萄柚空心菜汁。这些果汁以天然食材为基础，富含多种抗氧化物质（如维生素C、维生素E、番茄红素）和健康脂肪，能够有效清除自由基，延缓细胞损伤，促进肌肤修复和胶原蛋白合成，从而延缓衰老过程。

每种果蔬汁的配方都经过精心设计，结合了不同食材的营养优势，例如番茄中的番茄红素、牛油果中的维生素E以及葡萄柚中的维生素C等。此外，制作方法简单易行，只需将食材切块后放入榨汁机榨汁即可。为了达到最佳效果,还提供了搭配食物的建议,如全麦面包、水煮蛋、藜麦沙拉等,确保营养均衡。饮用时间也根据果汁的特性进行了推荐,早晨饮用有助于排毒和吸收营养,午餐或下午茶时间饮用则能促进消化和抗衰老。每种果蔬汁的配方还可以根据个人喜好灵活调整用量。

日常饮用这些果蔬汁,可以帮助增强免疫力、改善肤质,保持年轻状态。如果想要延缓衰老、保持年轻状态,就赶快行动起来吧。

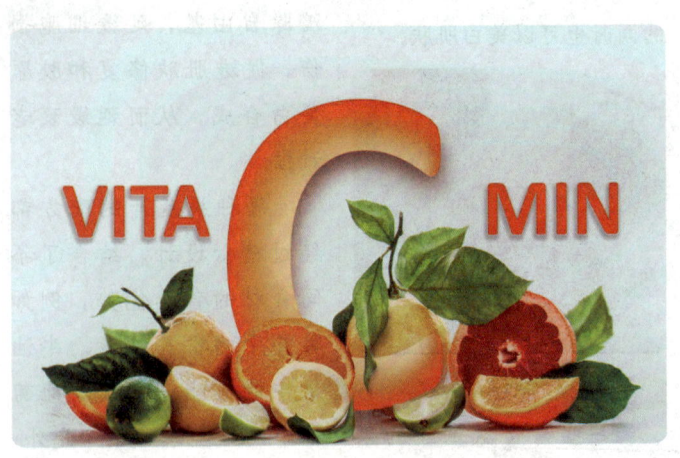

清理肠道

肠道健康是人体整体健康的重要基础，不仅影响消化吸收功能，还与免疫力、皮肤状态以及情绪密切相关。随着年龄增长或压力增加，肠道容易出现代谢废物堆积、蠕动减缓等问题，导致便秘、腹胀等。然而，通过科学的饮食和健康的生活方式，可以有效清理肠道，促进代谢，改善整体健康状况。

清肠的核心在于促进肠道蠕动和维持肠道菌群平衡，而这需要科学的饮食结构。均衡摄入富含膳食纤维、益生菌和水分的食物，能够帮助软化粪便、刺激肠道蠕动并滋养有益菌群。膳食纤维是天然的"肠道清洁工"，能够增加粪便体积，促进排便；益生菌有助于维持肠道菌群平衡，增强消化功能。此外，苹果、香蕉等富含果胶和钾，能够帮助调节肠道功能；而富含抗氧化物质的食物，如菠菜和蓝莓，则能够减少肠道炎症，促进肠道修复。

许多果蔬汁中富含天然纤维和抗氧化成分，不仅能够帮助清理肠道，还能减少代谢废物堆积，改善皮肤状态。通过日常饮用这些果蔬汁，结合合理的饮食搭配，可以从内而外改善肠道健康，促进排毒养颜。同时，避免高糖、高脂肪的加工食品，保持规律作息和适量运动，也是维持肠道健康的重要措施。

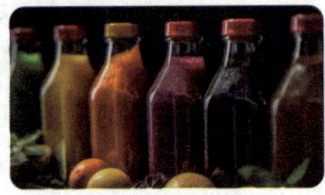

树莓菠萝欧芹汁

配方：树莓 1/2 杯，菠萝 1/4 个，欧芹 1 小把，水适量。

制作方法：树莓洗净，菠萝去皮切块，欧芹洗净。将所有食材放入榨汁机或搅拌机中，加入适量水搅拌至顺滑。倒入杯中，即可饮用。

【功效】

树莓：富含膳食纤维和抗氧化物质，促进肠道蠕动，帮助排毒。

菠萝：含有菠萝蛋白酶，能促进消化，减少肠道炎症。

欧芹：富含膳食纤维和维生素 K，能帮助清理肠道，改善消化功能。

【搭配食物】

早餐搭配：燕麦粥、低脂酸奶、奇亚籽。

下午茶搭配：粗粮饼干、低脂奶酪。

【小贴士】

树莓和菠萝的酸甜味可以中和欧芹的清香，口感更佳。适合在早晨空腹或午餐后饮用，促进肠道蠕动和排毒。

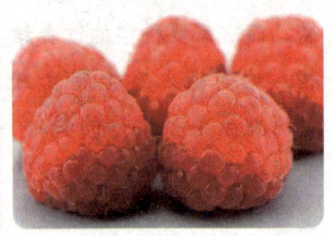

第三章 一杯汁配方分享

黄梨香蕉萝卜叶汁

配方：黄梨1/4个，香蕉1根，萝卜叶1小把，水适量。

制作方法：黄梨去皮切块，香蕉去皮切段，萝卜叶洗净。将所有食材放入榨汁机或搅拌机中，加入适量水搅拌至顺滑。倒入杯中，即可饮用。

【功效】

黄梨：富含膳食纤维和酵素，促进消化，清理肠道。

香蕉：富含果胶和钾，帮助调节肠道功能，缓解便秘。

萝卜叶：富含膳食纤维和维生素C，帮助清理肠道，改善消化功能。

【搭配食物】

早餐搭配：全麦面包、牛油果、水煮蛋。

午餐搭配：水煮鸡胸肉、藜麦沙拉（加入黄瓜、胡萝卜）。

【小贴士】

香蕉的甜味可以中和萝卜叶的微苦味，使口感更佳。适合在早晨或午餐后饮用，促进肠道蠕动和排毒。

牛油果苹果汁

配方：牛油果1/2个，苹果1个，水适量。

制作方法：牛油果去皮去核切块，苹果去核切块。将所有食材放入榨汁机或搅拌机中，加入适量水搅拌至顺滑。倒入杯中，即可饮用。

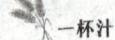

【功效】

牛油果：富含健康脂肪和膳食纤维，帮助软化粪便，促进排便。

苹果：富含果胶和维生素C，帮助清理肠道，改善消化功能。

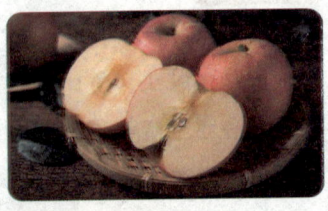

【搭配食物】

早餐搭配：燕麦片、牛油果、蜂蜜。

下午茶搭配：全麦饼干、低脂酸奶。

【小贴士】

牛油果的脂肪含量较高，建议适量食用。适合在早晨或下午饮用，帮助润滑肠道和促进排便。

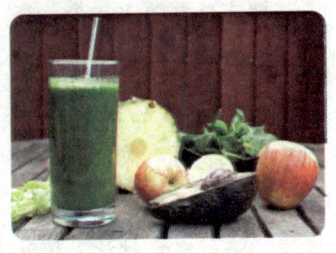

总结

本节主要介绍了三款清肠果蔬汁的核心功效及其对肠道健康的益处。这些果蔬汁的共同特点是富含膳食纤维、果胶、酵素和健康脂肪，能够有效清理肠道、促进排便，并改善消化功能。

树莓菠萝欧芹汁通过树莓的抗氧化物质、菠萝的消化酶以及欧芹的膳食纤维，帮助排毒和减少肠道炎症；黄梨香蕉萝卜叶汁利用黄梨的酵素、香蕉的果胶和萝卜叶的维生素C，调节肠道功能并缓解便秘；牛油果苹果汁则通过牛油果的健康脂肪和苹果的果胶，润滑肠道并促进排便。

在搭配食物方面，建议选择富含膳食纤维、蛋白质和健康脂肪的食物，如燕麦粥、全麦面包、藜麦沙拉等，在增强清肠效果的同时确保营养均衡。在饮用时间上，早晨空腹饮用有助于刺激肠道蠕动和排毒，午餐或下午茶时间饮用则能促进消化和维持肠道健康。

此外，饮用时可根据个人口味调整食材比例，例如用香蕉的甜味中和萝卜叶的微苦，或用蜂蜜调节葡萄柚的酸味。通过坚持饮用这些果蔬汁，并搭配合理的饮食搭配，可以有效改善肠道功能，促进排毒，从而提升整体健康水平。

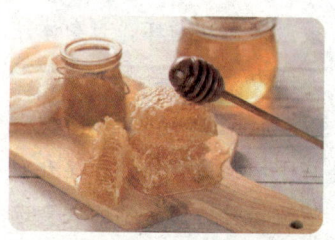

促进血液循环

血液循环是维持生命活动的"隐形引擎"，不仅关系到氧气和营养物质的输送，还与新陈代谢、器官功能乃至肌肤光泽、精神状态息息相关。随着不良的生活模式和饮食习惯以及年龄增长，血管壁容易出现脂质沉积、血液黏稠度增加等问题，导致手脚冰凉、易疲劳，甚至引发心血管疾病。然而，通过科学的饮食搭配与健康的生活方式，可以有效激活血液循环，为身体注入活力。

促进血液循环的核心在于增强血管弹性和提升血液流动性，而科学的饮食选择是重要突破口。均衡摄入富含维生素C、类黄酮化合物、ω-3脂肪酸以及铁元素的食物，能够帮助扩张血管、降低血液黏稠度并增强血管韧性。维生素C是天然的"血管守护者"，能够促进胶原蛋白合成，维持血管壁的完整性；类黄酮化合物则有助于抗氧化，减少血管炎症。而富含ω-3脂肪酸的深海鱼类、奇亚籽等，能够调节血脂，促进血液顺畅流动。铁是血红蛋白的核心成分，助力红细胞运输氧气至全身，保障器官供氧充足，预防贫血，间接改善血液循环，维持机体活力。

许多果蔬汁中蕴含的天然活性成分，不仅能够加速血液循环，还能减少血管内的自由基损伤，使肌肤焕发光彩。日常饮用这些富含营养的果蔬汁，搭配多样化的膳食结构，能从内部改善血液循环，让身体由内而外焕发活力。

菠萝苹果生姜汁

配方：菠萝1/4个，苹果1个，生姜1小块，水适量。

制作方法：菠萝去皮切块，苹果去核切块，生姜去皮切小块。将所有食材放入榨汁机或搅拌机中，加入适量水搅拌至顺滑。倒入杯中，即可饮用。

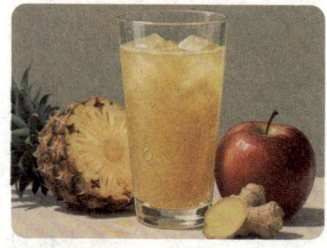

【功效】

菠萝：富含菠萝蛋白酶和维生素C，能促进血液循环，减少炎症。

苹果：富含果胶和抗氧化物质，有助于清除自由基，维持血管弹性，保护血管健康。

生姜：含有姜辣素，可促进血液循环，增加血管弹性，保护血管健康。

【搭配食物】

早餐搭配：全麦面包、水煮蛋、坚果（如杏仁、核桃等）。

午餐搭配：烤鸡胸肉、藜麦沙拉（加入菠菜、胡萝卜）。

【小贴士】

生姜味道较浓，可以适量减少用量或加入少量蜂蜜调味。适合在早晨或午餐后饮用，帮助促进血液循环和增强体质。

牛油果柑橘油菜花汁

配方：牛油果1/2个，柑橘（如橙子、柚子）1个，油菜花1小把，水适量。

制作方法：牛油果去皮去核切块，柑橘去皮去籽切块，油菜花洗净。将所有食材放入榨汁机或搅拌机中，加入适量水搅拌至顺滑。倒入杯中，即可饮用。

【功效】

牛油果：富含健康脂肪和维生素E，帮助滋润血管，促进血液循环。

柑橘：富含维生素C和抗氧化物质，帮助维护血管健康，改善血液循环。

油菜花：富含维生素K和抗氧化物质，帮助减少血管炎症，促进血液循环。

【搭配食物】

早餐搭配：燕麦粥、低脂牛奶、奇亚籽。

下午茶搭配：全麦饼干、希腊酸奶。

【小贴士】

牛油果的脂肪含量较高，建议适量饮用。适合在早晨或下午饮用，能帮助滋润血管和促进血液循环。

苹果柑橘雪菜汁

配方：苹果1个，柑橘（如橙子、柚子）1个，雪菜1小把，水适量。

制作方法：苹果去核切块，柑橘去皮去籽切块，雪菜洗净。将所有食材放入榨汁机或搅拌机中，加入适量水搅拌至顺滑。倒入杯中，即可饮用。

【功效】

苹果：富含果胶和抗氧化物质，帮助维护血管健康，改善血液循环。

柑橘：富含维生素C和抗氧化物质，能维护血管健康，改善血液循环。

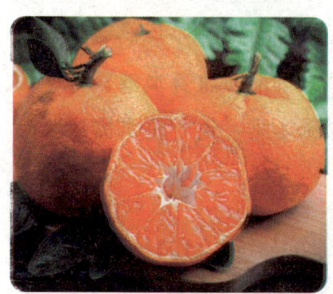

雪菜：富含维生素K和抗氧化物质，帮助减少血管炎症，促进血液循环。

【搭配食物】

早餐搭配：全麦吐司、牛油果、水煮蛋。

午餐搭配：烤三文鱼、藜麦沙拉（加入黄瓜、胡萝卜）。

【小贴士】

雪菜的味道较咸，可以适量减少用量。适合在午餐后食用，帮助促进血液循环和增强体质。

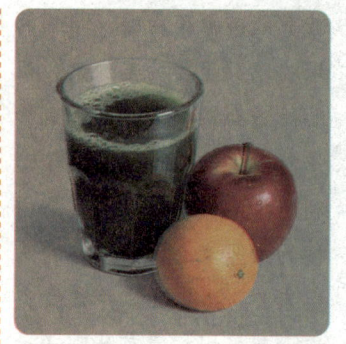

总结

本节详细介绍了三款具有促进血液循环功效的果蔬汁，包括菠萝苹果生姜汁、牛油果柑橘油菜花汁和苹果柑橘雪菜汁。这些果汁以天然食材为基础，富含维生素C、维生素E、姜辣素等抗氧化物质和促进血液循环的成分，能够有效保护血管健康，减少炎症并改善血液循环。

菠萝苹果生姜汁结合了

菠萝的菠萝蛋白酶、苹果的果胶以及生姜的姜辣素,帮助促进血液循环,增加血管弹性;牛油果柑橘油菜花汁利用牛油果的健康脂肪、柑橘的维生素C和油菜花的维生素K,滋润血管并减少炎症;苹果柑橘雪菜汁则通过苹果的果胶、柑橘的抗氧化物质和雪菜的维生素K,减少血管炎症并促进血液循环。

食用菠萝、柑橘等水果时,记得削去果皮再放入搅拌机中。全麦面包、全麦饼干、水煮蛋、藜麦沙拉等食物,能够为身体提供均衡营养,也可以参考膳食宝塔自由搭配。早晨空腹饮用有助于促进血液循环,午餐或下午茶时间饮用则能促进消化和增强体质。这些果蔬汁不仅口感多样,还能通过日常饮用帮助改善血液循环、增强体质,适合追求健康生活的人群。

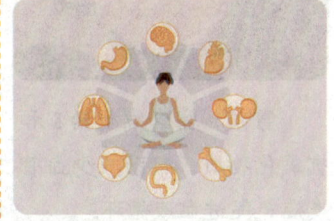

消除水肿

水肿是体内水代谢失衡的一种表现,通常由血液循环不畅、饮食不当或生活习惯不佳引起。尽管水肿本身并非疾病,但如果长期存在,可能是身体发出的健康预警信号,对外在形象也有影响。通过科学的饮食和健康的生活方式,可以有效消

第三章 一杯汁配方分享

除水肿，恢复身体的轻盈状态。

消除水肿的关键在于调节体内水分平衡，而科学的饮食结构尤为重要。均衡摄入富含钾、镁和膳食纤维的食物，有助于促进水代谢，减少体内多余水分的滞留。具体来说，钾是一种重要的矿物质，能够帮助平衡体内的钠含量，从而缓解水肿；镁则有助于放松血管，改善血液循环；而膳食纤维能够促进肠道蠕动，帮助排出体内毒素和多余水分。此外，水果、蔬菜、全谷类和豆类食物中的多种营养素协同作用，能够全面提升身体的水代谢能力。例如，香蕉、菠菜等富含钾的食物，能够有效缓解因高盐饮食引起的水肿；而黄瓜、西瓜等水分含量高的蔬果，则具有天然的利尿作用，帮助排出多余水分。

许多果蔬汁中富含天然利尿成分，如菠萝中的菠萝蛋白酶和芹菜中的芹菜素，这些成分不仅能够帮助消除水肿，还能减少炎症，改善身体的代谢功能。通过日常饮用这些果蔬汁，搭配低盐、低糖的饮食，可以从内而外改善水肿问题，使身体恢复轻盈与活力。此外，适量运动、保持良好的作息习惯，也是消除水肿的重要措施。

苹果彩椒牛油果汁

配方：苹果1个，彩椒半个，牛油果半个，水适量。

制作方法：苹果去核切块，彩椒去籽切块，牛油果去皮去核切块。将所有食材放入榨汁机或搅拌机中，加入适量水，搅拌至顺滑。倒入杯中，即可饮用。

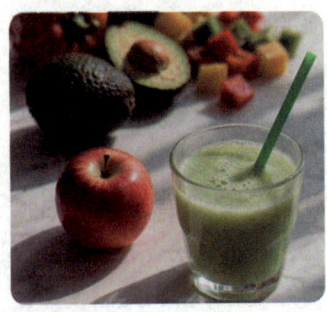

【功效】

苹果：富含钾和果胶，帮助平衡体内电解质，减少水肿。

彩椒：富含维生素C和钾，促进水代谢，消除水肿。

牛油果：富含健康脂肪和钾，帮助调节体内水平衡。

【搭配食物】

早餐搭配：全麦饼干、水煮蛋、坚果（如杏仁、核桃等）。

午餐搭配：水煮鸡胸肉、藜麦沙拉（加入黄瓜、胡萝卜）。

【小贴士】

适合在早晨或午餐后饮用，帮助促进水代谢和消除水肿。

黄梨草莓香芹汁

配方：黄梨1/4个，草莓6~8颗，香芹1小把，水适量。

制作方法：黄梨去皮切块，草莓去蒂洗净，香芹洗净。将所有食材放入榨汁机或搅拌机中，加入适量水搅拌至顺滑。倒入杯中，即可饮用。

【功效】

黄梨：富含酵素和钾，促进消化和水代谢。

草莓：富含维生素C和抗氧化物质，帮助减轻炎症和水肿。

香芹：富含钾和利尿成分，钾可以促进钠的排出，起到利尿作用，帮助身体排出多余水分。

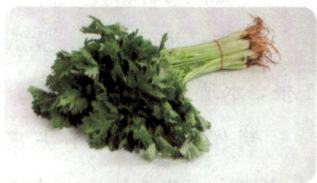

【搭配食物】

早餐搭配：牛角包、坚果、黑芝麻。黑芝麻含有优质蛋白质，与果汁搭配有助于消化。

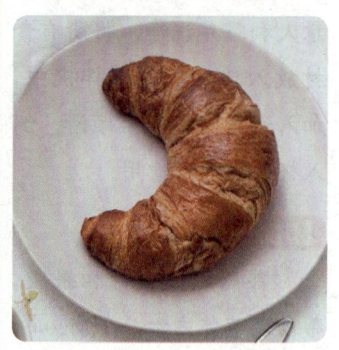

下午茶搭配：全麦饼干、低脂牛奶。

【小贴士】

适合在早晨或下午饮用，帮助促进消化和消除水肿。

香蕉牛油果意大利香芹汁

配方：香蕉1根，牛油果1/2个，意大利香芹1小把，水适量。

制作方法：香蕉去皮切段，牛油果去皮去核切块，意大利香芹洗净。将所有食材放入榨汁机或搅拌机中，加入适量水搅拌至顺滑。倒入杯中，即可饮用。

【功效】

香蕉：富含钾和果胶，帮助调节体内水分平衡。

牛油果：富含钾，促进钠的排出，起到利尿作用，消除水肿。

意大利香芹：富含钾和利尿成分，帮助排出多余水分。

【搭配食物】

早餐搭配：全麦面包、牛油果、水煮蛋。

午餐搭配：烤三文鱼、藜麦沙拉（加入菠菜、胡萝卜）。

【小贴士】

适合在早晨或午餐后饮用，帮助促进水代谢和消除水肿。

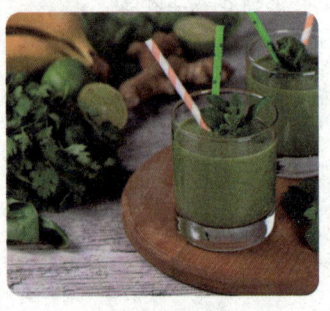

柿子黄瓜汁

配方：柿子1个，黄瓜1根，水适量。

制作方法：柿子去皮去核切块，黄瓜切块。将所有食材放入榨汁机或搅拌机中，加入适量水搅拌至顺滑。倒入杯中，即可饮用。

第三章 一杯汁配方分享

【功效】

柿子：富含钾和维生素C，帮助调节体内水平衡。

黄瓜：含水量高，富含钾，促进钠的排出，起到利尿的作用，缓解水肿。

【搭配食物】

早餐搭配：全麦面包、牛油果、蜂蜜。

下午茶搭配：杂粮饼干、低脂酸奶。

【小贴士】

适合在早晨或下午饮用，帮助促进水代谢和消除水肿。

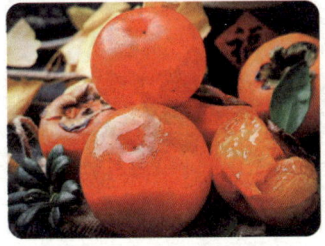

总结

在本小节中，我们推荐四款具有消除水肿功效的果蔬汁，包括苹果彩椒牛油果汁、黄梨草莓香芹汁、香蕉牛油果意大利香芹汁和柿子黄瓜汁。这些果蔬汁以天然食材为基础，富含钾、维生素C、健康脂肪和利尿成分，能够有效调节体内水平衡、促进水代谢并消除水肿。苹果彩椒牛油果汁结合了苹果中的钾、彩椒中的维生素C以及牛油果中的健康脂肪，起到调节体内电解质平衡的作用，并减少水肿；黄梨草莓香芹汁利用黄梨的酵素、草莓的抗氧化物质和香芹的利尿成分，促进消化和水分排出；香蕉牛油果意大利香芹汁通过香蕉中的果胶、牛油果中的钾和意大利香芹的利尿作用，调节水平衡并缓解水肿；柿子黄瓜汁则通过柿子中的钾和黄瓜的高水分含量，帮助利尿并消除水肿。

每款果蔬汁的制作方法简单易行，只需将食材切块后放入榨汁机中搅拌即可。为了进一步提升效果，我们还提供了搭配食物的建议，如全麦面包、水煮蛋、藜麦沙拉等，以确保营养均衡。在饮用时间上，早晨或午餐后饮用有助于促进水代谢，而下午茶时间饮用则能帮助消化和消除水肿。这些果蔬汁不仅口感清爽，还能通过日常饮用帮助改善水肿问题，适合追求健康生活的人群。

缓解疲劳

疲劳是身体和大脑在长时间工作、过度压力、缺乏休息的情况下产生的自然反应，表现为体力下降、注意力不集中以及情绪低落等。虽然疲劳是人体的一种保护机制，但长期疲劳会导致免疫力下降，进而严重影响生活质量。然而，通过科学的饮食和健康的生活方式，可以有效缓解疲劳，恢复身体活力。

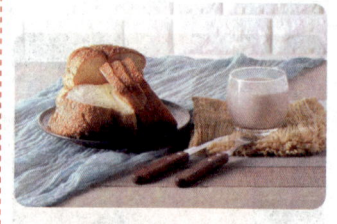

缓解疲劳的关键在于

补充能量和修复细胞,科学的饮食结构是实现这一目标的重要因素。均衡摄入富含维生素B族、抗氧化物质和优质蛋白质的食物,能够帮助提升能量代谢,减少氧化应激,并修复受损细胞。维生素B族是能量代谢的重要辅酶,能够帮助将食物转化为能量;抗氧化物质则有助于清除体内自由基,从而减少疲劳感。此外,水果、蔬菜、坚果和全谷类食物中的多种营养素协同作用,能够全面提升身体的抗疲劳能力。例如,香蕉、柑橘等富含钾和维生素C,有助于维持电解质平衡,增强体力;而富含ω-3脂肪酸的食物,如深海鱼和亚麻籽,则能够改善大脑功能,提升专注力。

许多果蔬汁中富含天然糖分和抗氧化成分,不仅能够快速补充能量,还能减少炎症,帮助身体恢复活力。通过日常饮用这些果蔬汁,结合合理的饮食搭配,可以从内而外缓解疲劳,提升整体状态。同时,避免摄入高糖、高脂肪的加工食品,保持规律作息和适量运动,也是缓解疲劳的重要措施。

甜橙小白菜汁

配方:甜橙1个,小白菜1小把,水适量。

制作方法:甜橙去皮去籽切块,小白菜洗净。将所有食材放入榨汁机或搅拌机中,加入适量水搅拌至顺滑。倒入杯中,即可饮用。

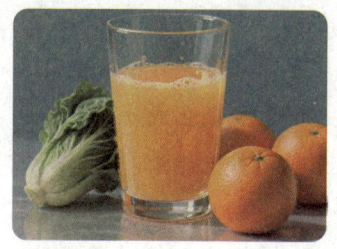

【功效】

甜橙：富含维生素C和抗氧化物质，帮助增强免疫力，缓解疲劳。

小白菜：富含维生素K和抗氧化物质，帮助减少炎症，增强体力。

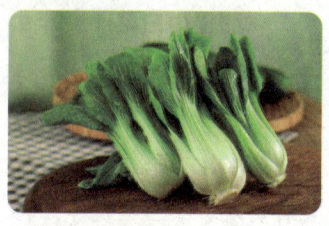

【搭配食物】

早餐搭配：全麦面包、低脂牛奶、坚果（如杏仁、核桃等）。

午餐搭配：烤鸡胸肉、藜麦沙拉（加入黄瓜、紫甘蓝）。

【小贴士】

适合在早晨或午餐后饮用，帮助增强免疫力和缓解疲劳。

葡萄菠萝小白菜汁

配方：葡萄1小串，菠萝1/4个，小白菜1小把，水适量。

制作方法：葡萄洗净去皮去籽，菠萝去皮切块，小白菜洗净。将所有食材放入榨汁机或搅拌机中，加入适量水搅拌至顺滑。倒入杯中，即可饮用。

【功效】

葡萄：富含抗氧化物质

和天然果糖,帮助补充能量,缓解疲劳。

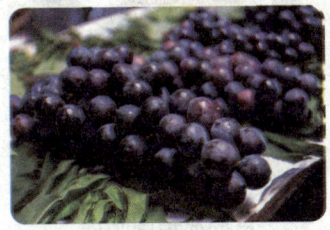

菠萝:富含菠萝蛋白酶和维生素C,促进消化,增强体力。

小白菜:富含维生素K和抗氧化物质,帮助减轻炎症,增强体力。

【搭配食物】

早餐搭配:燕麦粥、低脂牛奶、核桃仁。

下午茶搭配:全麦饼干、低脂酸奶。

【小贴士】

适合在早晨或下午饮用,帮助补充能量和缓解疲劳。

猕猴桃菠萝草莓汁

配方:猕猴桃1个,菠萝1/4个,草莓6~8个,水适量。

制作方法:猕猴桃去皮切块,菠萝去皮切块,草莓去蒂洗净。将所有食材放入榨汁机或搅拌机中,加入适量水搅拌至顺滑。倒入杯中,即可饮用。

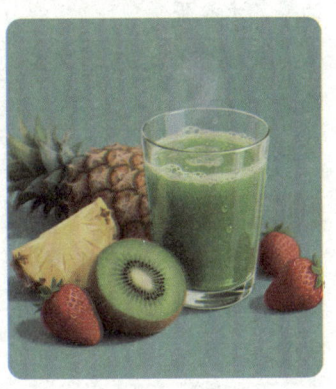

【功效】

猕猴桃：富含维生素C和抗氧化物质，帮助增强免疫力，缓解疲劳。

菠萝：富含菠萝蛋白酶和维生素C，促进消化，增强体力。

草莓：富含维生素C和抗氧化物质，帮助补充能量，缓解疲劳。

【搭配食物】

早餐搭配：牛角包、牛油果、水煮蛋。

午餐搭配：烤三文鱼、藜麦沙拉（加入菠菜、紫甘蓝）。

【小贴士】

适合在早晨或午餐后饮用，帮助补充能量和缓解疲劳。

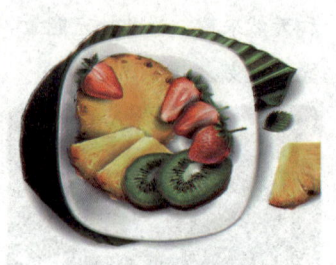

香蕉蓝莓茼蒿汁

配方：香蕉1根，蓝莓半杯，茼蒿1小把，水适量。

制作方法：香蕉去皮切段，蓝莓洗净，茼蒿洗净。将所有食材放入榨汁机或搅拌机中，加入适量水搅拌至顺滑。倒入杯中，即可饮用。

【功效】

香蕉：富含钾和天然果糖，帮助提升能量，缓解疲劳。

蓝莓：富含抗氧化物质和维生素C，帮助增强免疫力，缓解疲劳。

茼蒿：富含维生素K和抗氧化物质，帮助减轻炎症，增强体力。

【搭配食物】

早餐搭配：贝果、坚果、蜂蜜。

下午茶搭配：全麦饼干、希腊酸奶。

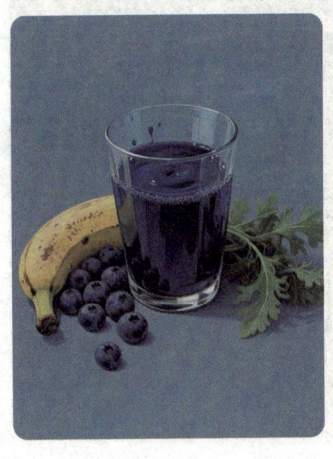

总结

这一节内容中的四款果蔬汁具有良好的缓解疲劳的功效，旨在通过天然食材的营养搭配帮助改善身体状态。这些果蔬汁选用富含钾、维生素C、抗氧化物质和天然果糖的食材，能够有效调节体内水平衡、促进新陈代谢、增强免疫力，并缓解疲劳。

例如，甜橙小白菜汁结合了甜橙中的维生素C和小白菜中的维生素K，帮助增强体力和减少炎症；葡萄菠萝小白菜汁则利用葡萄的抗氧化物质、菠萝的消化酶以及小白菜中的维生素K，提升能量并缓解疲劳；猕猴桃菠萝草莓汁通过猕猴桃和草莓中的维生素C以及菠萝中的菠萝蛋白酶,增强免疫力,促进消化;香蕉蓝莓茼蒿汁则借助香蕉中的钾、蓝莓中的抗氧化物质和茼蒿中的维生素K,补充能量并减轻炎症。每款果蔬汁的制作方法简单易行,只需将食材切块后放入榨汁机搅拌即可。

合理安排饮用时间并搭配适宜的食物,能更好地发挥果蔬汁的功效。如果是在早餐时饮用,可以尝试和全麦面包、水煮蛋、藜麦沙拉一起食用,确保身体的饱腹感,减轻疲劳感。早晨空腹饮用有助于提升能量和促进水代谢,午餐或下午茶时间饮用则能帮助缓解疲劳和增强体力。这些果蔬汁不仅口感清新,也能为一天带来好心情。

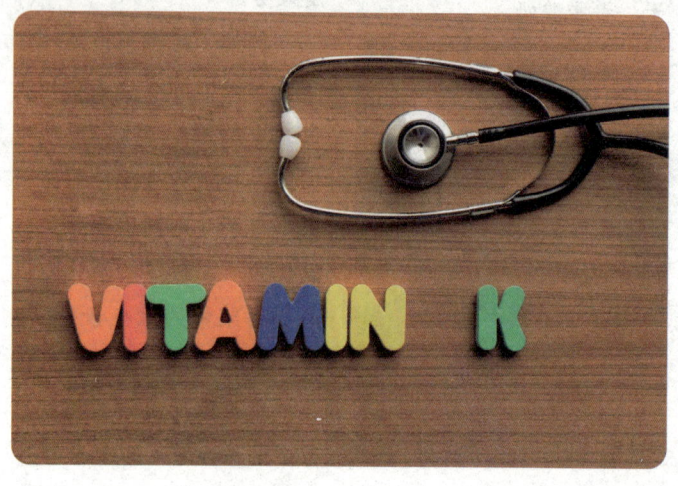

增强免疫力

免疫力是人体抵御外界病原体入侵的重要防线，是维持健康的核心要素。虽然免疫系统的功能会因年龄增长、压力增大或不良生活习惯而减弱，但通过科学的饮食和健康的生活方式，可以有效增强免疫力，降低患病风险。

增强免疫力的首要因素在于均衡的营养摄入。科学的饮食结构应注重多样化，尤其是富含维生素C、抗氧化物质和优质蛋白质的食物。维生素C能够参与免疫细胞合成过程中各种酶的反应，从而促进免疫细胞的生成，维持其活性。抗氧化物质则有助于减少自由基对免疫系统的损害。

此外，水果、蔬菜、坚果和全谷物中的多种营养素协同作用，能够全面提升免疫系统的功能。随着年龄增长，免疫系统的反应速度逐渐减慢，但通过摄入富含维生素E、锌和硒的食物，可以帮助维持免疫细胞的活力。许多果蔬汁中富含的天然抗氧化成分，如番茄红素、胡萝卜素和多酚类物质，不仅能够增强免疫力，还能减轻炎症，帮助身体更好地应对外界挑战。

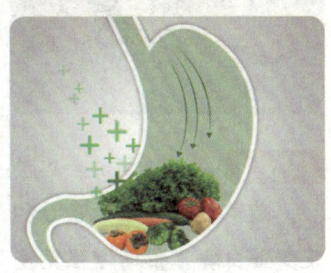

菠萝甜橙油菜花汁

配方：菠萝1/4个，甜橙1个，油菜花1小把，水适量。

制作方法：菠萝去皮切块，甜橙去皮去籽切块，油菜花洗净。将所有食材放入榨汁机或搅拌机中，加入适量水搅拌至顺滑。倒入杯中，即可饮用。

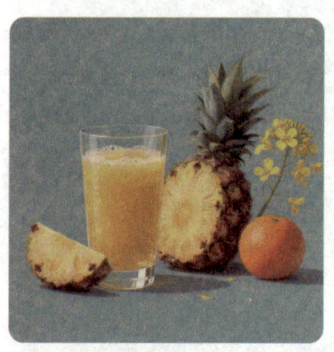

【功效】

菠萝：富含维生素C和菠萝蛋白酶，帮助增强免疫力，减少炎症。

甜橙：富含维生素C和抗氧化物质，帮助增强免疫力，抵抗感染。

油菜花：富含维生素K和抗氧化物质，帮助减少炎症，增强免疫力。

【搭配食物】

早餐搭配：全麦面包、水煮蛋、坚果（如杏仁、核桃等）。

午餐搭配：水煮鸡胸肉、藜麦沙拉（加入黄瓜、胡萝卜）。

番茄牛油果意大利香芹汁

配方：番茄1个，牛油果半个，意大利香芹1小把，水适量。

制作方法：番茄洗净切块，牛油果去皮去核切块，意大利香芹洗净。将所有食材放入榨汁机或搅拌机中，加入适量水搅拌至顺滑。倒入杯中，即可饮用。

【功效】

番茄：富含番茄红素和维生素C，降低促炎因子的活性，增强免疫力。

牛油果：富含健康脂肪和维生素E，可抑制促炎因子，减轻炎症，增强免疫力。

意大利香芹：富含维生素K和抗氧化物质，帮助减轻炎症，增强免疫力。

【搭配食物】

早餐搭配：燕麦粥、希腊酸奶、奇亚籽。

下午茶搭配：全麦饼干、低脂牛奶。

【小贴士】

牛油果的脂肪含量较高，建议适量食用。适合在早晨或下午饮用，帮助滋润肌肤和增强免疫力。

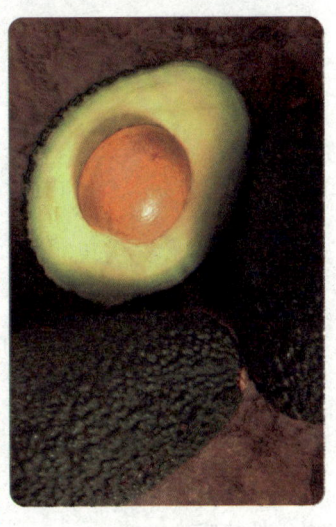

柑橘草莓芜菁叶汁

配方：柑橘（如橙子、柚子）1个，草莓6~8颗，芜菁叶1小把，水适量。

制作方法：柑橘去皮去籽切块，草莓去蒂洗净，芜菁叶洗净。将所有食材放入榨汁机或搅拌机中，加入适量水搅拌至顺滑。倒入杯中，即可饮用。

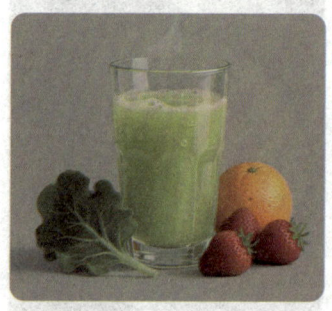

【功效】

柑橘：富含维生素C和抗氧化物质，帮助增强免疫力，抵抗感染。

草莓：富含维生素C和抗氧化物质，帮助增强免疫力，减少炎症。

芜菁叶：富含维生素K和抗氧化物质，帮助减少炎症，增强免疫力。

【搭配食物】

早餐搭配：全麦吐司、低脂酸奶、水煮蛋。

午餐搭配：烤三文鱼、紫甘蓝沙拉（加入黄瓜、胡萝卜）。

总结

本节内容中，推荐了三款具有增强免疫力功效的果蔬汁，它们旨在通过天然食材的营养组合帮助提升免疫力、增强体质。这些果蔬汁以富含维生素C、抗氧化物质和健康脂肪的食材为主，能够有效增强免疫系统功能，减少炎症并抵抗感染。例如，菠萝甜橙油菜花汁结合了菠萝的维生素C和菠萝蛋白酶、甜橙的抗氧化物质以及油菜花的维生素K，帮助增强免疫力并减少炎症；番茄牛油果意大利香芹汁则利用番茄的番茄红素、牛油果的维生素E以及意大利香芹的抗氧化物质，滋润肌肤并增强免疫力；柑橘草莓芜菁叶汁通过柑橘和草莓的维生素C以及芜菁叶的维生素K，帮助抵抗感染并减少炎症。每款果汁的制作方法简单易行，只需将食材切块后放入榨汁机搅拌即可。为了增强效果，还提供了搭配食物的建议，如全麦面包、水煮蛋、藜麦沙拉等，确保营养均衡。饮用时间上，早晨空腹饮用有助于增强免疫力，午餐或下午茶时间饮用则能帮助增强体质。这些果蔬汁不仅口感丰富，还能通过日常饮用帮助调节免疫系统功能，适合追求健康生活的人群。

调节内分泌

内分泌系统是人体调节生理功能的重要系统，负责维持激素平衡，影响新陈代谢、情绪、生长发育等多个方面。虽然内分泌失调可能由年龄增长、压力过大或不良生活习惯等因素引发，但通过科学的饮食和健康的生活方式，可以有效调节内分泌，改善整体健康状况。

调节内分泌的关键在于均衡的营养摄入和合

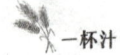

理的饮食习惯。科学的饮食结构应注重多样化，尤其是富含膳食纤维、健康脂肪和抗氧化物质的食物。膳食纤维有助于稳定血糖水平，健康脂肪（如ω-3脂肪酸）能够支持激素合成，而抗氧化物质则有助于减少氧化应激对内分泌系统的损害。此外，水果、蔬菜、坚果和全谷类食物中的多种营养素协同作用，能够帮助平衡激素水平。随着年龄增长，内分泌功能可能逐渐减弱，但通过摄入富含维生素B族、镁和锌的食物，可以帮助维持激素的正常分泌。

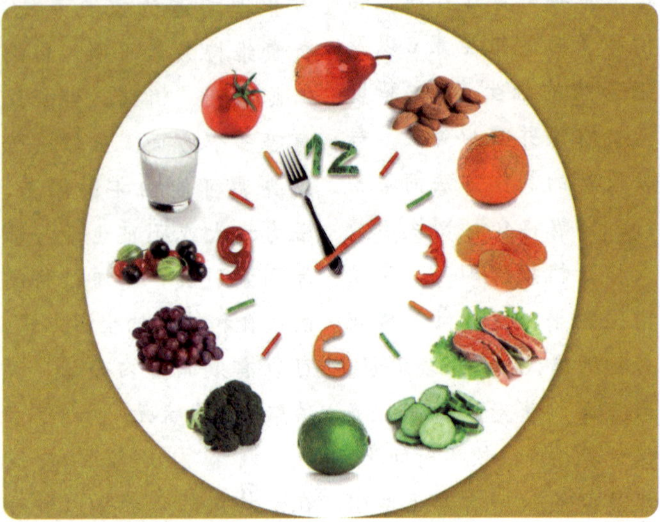

许多果蔬汁中富含的天然植物化学物质,如类黄酮和多酚,对身体具有多种益处,不仅能够帮助维持内分泌平衡,还能减少炎症,让身体更好地应对压力和环境变化。

牛油果苹果西芹汁

配方:牛油果半个,苹果1个,西芹1根,水适量。

制作方法:牛油果去皮去核切块,苹果去核切块,西芹洗净切段。将所有食材放入榨汁机或搅拌机中,加入适量水搅拌至顺滑。倒入杯中,即可饮用。

【功效】

牛油果:富含健康脂肪和维生素E,帮助调节激素分泌,平衡内分泌。

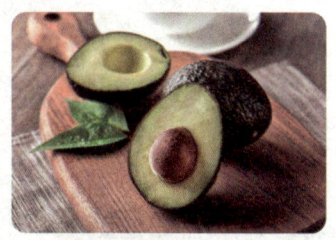

苹果:富含果胶和抗氧化物质,帮助清理体内代谢废物,改善内分泌功能。

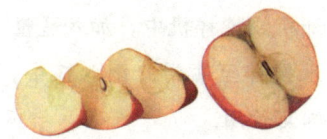

西芹:富含维生素K和抗氧化物质,帮助减少炎症,调节内分泌。

【搭配食物】

早餐搭配:杂粮饼干、水煮蛋、坚果(如杏仁、核桃等)。

午餐搭配:烤鸡胸肉、

蔬菜沙拉（加入菠菜、黄瓜、胡萝卜）。

柑橘菠萝枸杞汁

配方：柑橘（如橙子、柚子）1个，菠萝1/4个，枸杞1小把，水适量。

制作方法：柑橘去皮去籽切块，菠萝去皮切块，枸杞洗净。将所有食材放入榨汁机或搅拌机中，加入适量水搅拌至顺滑。倒入杯中，即可饮用。

【功效】

柑橘：富含维生素C和抗氧化物质，帮助增强免疫力，调节内分泌。

菠萝：富含菠萝蛋白酶和维生素C，促进消化，平衡激素分泌。

枸杞：富含抗氧化物质和多种维生素，帮助调节内分泌，增强体质。

【搭配食物】

早餐搭配：燕麦粥、希腊酸奶、牛油果。

下午茶搭配：杂粮饼干、低脂奶酪。

黄梨香蕉芜菁叶汁

配方：黄梨1/4个，香蕉1根，芜菁叶1小把，水适量。

制作方法：黄梨去皮切

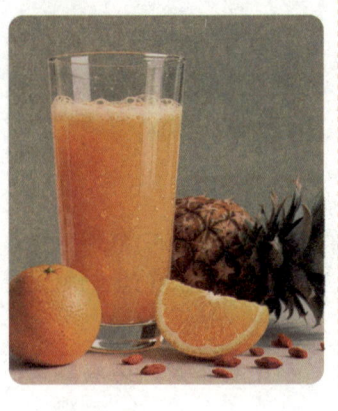

块,香蕉去皮切段,芜菁叶洗净。将所有食材放入榨汁机或搅拌机中,加入适量水搅拌至顺滑。倒入杯中,即可饮用。

【功效】

黄梨:富含酵素和维生素C,促进消化,调节内分泌。

香蕉:富含钾和天然果糖,帮助平衡激素分泌,改善情绪。

芜菁叶:富含维生素K和抗氧化物质,帮助减少炎症,调节内分泌。

【搭配食物】

早餐搭配:全麦吐司、低脂牛奶、水煮蛋。

午餐搭配:烤三文鱼、蔬果沙拉(加入梨、香蕉、芜菁叶)。

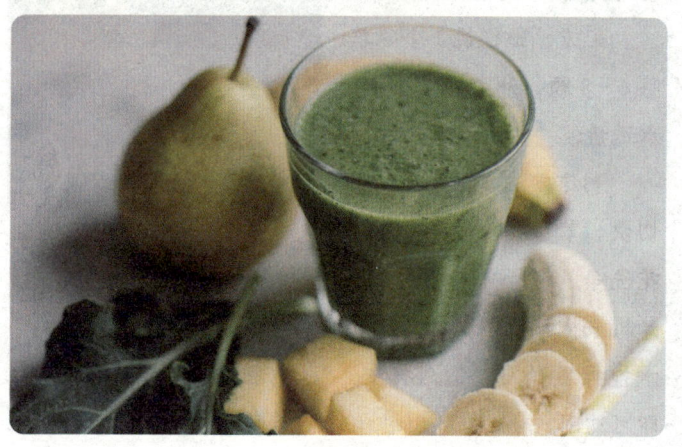

一杯汁

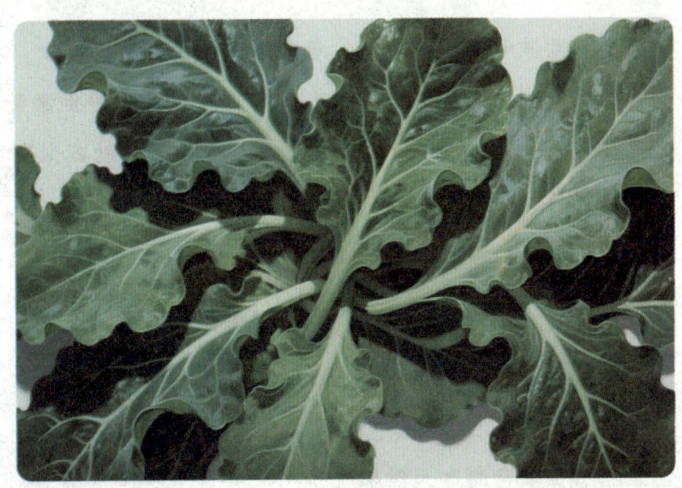

猕猴桃草莓油菜花汁

配方：猕猴桃1个，草莓6~8颗，油菜花1小把，水适量。

制作方法：猕猴桃去皮切块，草莓去蒂洗净，油菜花洗净。将所有食材放入榨汁机或搅拌机中，加入适量水搅拌至顺滑。倒入杯中，即可饮用。

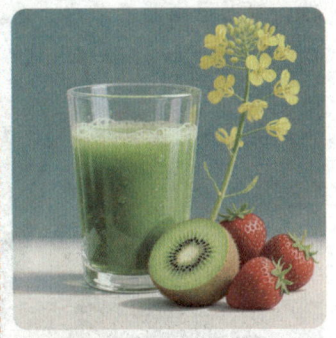

【功效】

猕猴桃：富含维生素C和抗氧化物质，帮助增强免

第三章 一杯汁配方分享

疫力，调节内分泌。

草莓：富含维生素C和抗氧化物质，帮助减轻炎症，调节激素分泌。

油菜花：富含维生素K和抗氧化物质，帮助减轻炎症，调节内分泌。

【搭配食物】

早餐搭配：贝果、坚果、蜂蜜。

下午茶搭配：全麦饼干、低脂牛奶。

总结

在这一节中深入探讨了四款具有调节内分泌功效的果蔬汁，包括牛油果苹果西芹汁、柑橘菠萝枸杞汁、黄梨香蕉芫菁叶汁和猕猴桃草莓油菜花汁。这些果汁的核心在于通过天然食材中的维生素、抗氧化物质，帮助平衡激素分泌，减少炎症并改善内分泌功能。牛油果苹果西芹汁结合了牛油果的健康脂肪、苹果的果胶以及西芹的维生素K，能有效调节激素分泌；柑橘菠萝枸杞汁利用柑橘的维生素C、菠萝的菠萝蛋白酶和枸杞的抗氧化物质，能增强免疫力并平衡内分泌；黄梨香蕉芫菁叶汁通过黄梨的酵素、香蕉的钾和芫菁叶的维生素K，促进消化并调节情绪；猕猴桃草莓油菜花汁则凭借猕猴桃和草莓的维生素C以及油菜花的抗氧化物质，能减轻炎症并调节内分泌。在搭配食物方面，建议选择富含蛋白质、健康脂肪和膳食纤维的食物,如全麦面包、水煮蛋、藜麦沙拉等,以确保营养均衡并增强调节效果。饮用时间上,早晨空腹饮用有助于调节内分泌,午餐或下午茶时间饮用则能促进消化和维持激素平衡。通过坚持饮用这些果蔬汁,并结合合理的饮食搭配,可以从内而外平衡内分泌。

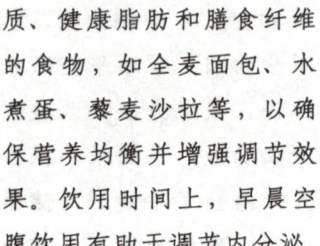

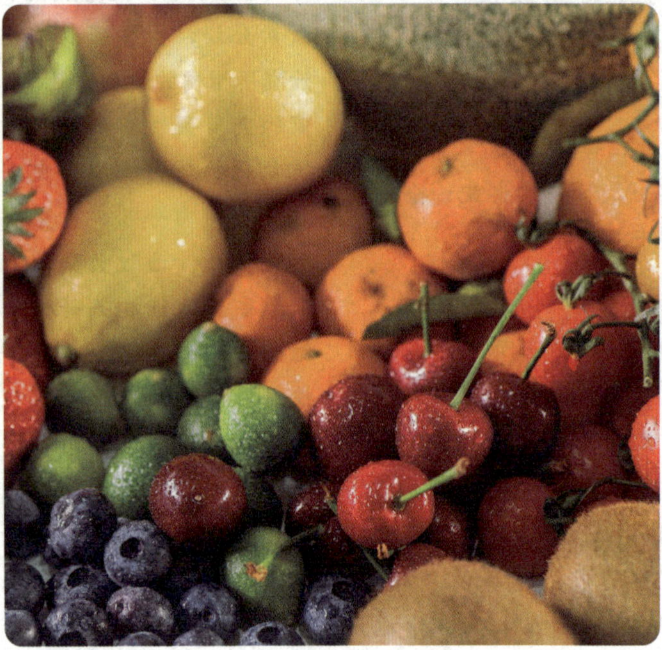

减轻体味

体味是人体自然代谢的产物,主要由汗液与皮肤表面的细菌相互作用而产生。虽然体味是正常的生理现象,但过重的体味可能影响个人形象和社交生活。通过科学的饮食和健康的生活方式,可以有效减轻体味,提升个人舒适感与自信心。

减轻体味的关键在于调节体内代谢和改善皮肤环境,相较于其他生活习惯的调整,科学的饮食结构尤为重要。均衡摄入富含叶绿素、抗氧化物质和膳食纤维的食物,有助于净化血液,减少毒素积累,从而减轻体味。叶绿素是一种天然的"除臭剂",能够中和体内的异味物质;抗氧化物质则有助于减少自由基对身体的损害,改善新陈代谢;膳食纤维能够促进肠道蠕动,帮助排出体内毒素。此外,水果、蔬菜、全谷类和豆类食物中的多种营养素协同作用,能够全面提升身体的代谢能力。例如,薄荷、香菜等富含叶绿素的食材,能够有效中和体味;而柑橘类水果中的维生素C能够抑制细菌滋生,减少异味产生。

许多果蔬汁中富含的天然净化成分,如柠檬中的柠檬酸和苹果中的果胶,不仅能够帮助减轻体味,还能改善消化功能,减少体内毒素的积累。通过日常饮用这些果蔬汁,结合清淡、低脂的饮食搭配,可以从内而外改善体味问题,让身体散发自然清新。同时,保持良好的个人卫生习惯,选择透气的衣物,也是减轻体味的重要措施。

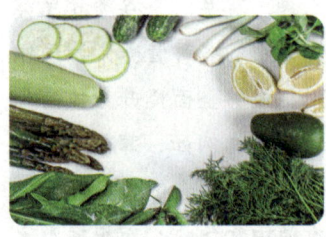

蓝莓猕猴桃紫苏汁

配方:蓝莓半杯,猕猴桃1个,紫苏叶3~4片,水适量。

制作方法:蓝莓洗净,猕猴桃去皮切块,紫苏叶洗净。将所有食材放入榨汁机或搅拌机中,加入适量水搅拌至顺滑。倒入杯中,即可饮用。

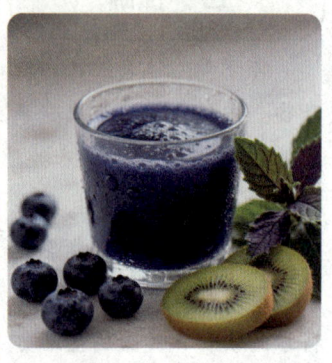

【功效】

蓝莓:富含抗氧化物质和维生素C,帮助排毒,减少体味。

猕猴桃:富含维生素C和膳食纤维,促进消化,改善体味。

紫苏叶:富含抗氧化物质和芳香成分,帮助中和体味,散发清香。

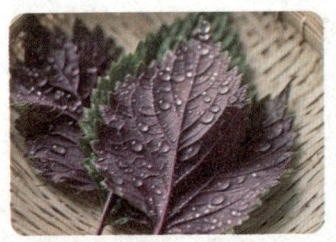

【搭配食物】

早餐搭配：全麦面包、牛奶、坚果（如杏仁、核桃等）。

午餐搭配：烤鸡胸肉、紫甘蓝沙拉（加入菠菜、胡萝卜）。

菠萝草莓欧芹汁

配方：菠萝1/4个，草莓6~8个，欧芹1小把，水适量。

制作方法：菠萝去皮切块，草莓去蒂洗净，欧芹洗净。将所有食材放入榨汁机或搅拌机中，加入适量水搅拌至顺滑。倒入杯中，即可饮用。

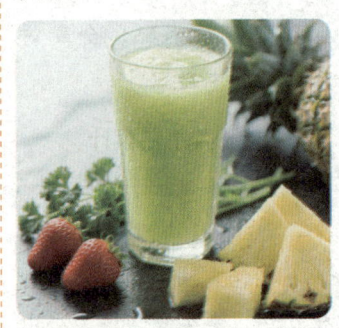

【功效】

菠萝：富含菠萝蛋白酶和维生素C，促进消化，减少体味。

草莓：富含维生素C和抗氧化物质，帮助排毒，改善体味。

欧芹：富含叶绿素和芳香成分，帮助中和体味，散发清香。

【搭配食物】

早餐搭配:燕麦粥、希腊酸奶、牛油果。

下午茶搭配:全麦饼干、低脂牛奶。

柿子梨小白菜汁

配方:柿子1个,梨1个,小白菜1小把,水适量。

制作方法:柿子去皮去核切块,梨去核切块,小白菜洗净。将所有食材放入榨汁机或搅拌机中,加入适量水搅拌至顺滑。倒入杯中,即可饮用。

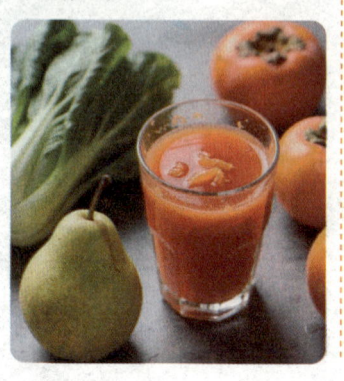

【功效】

柿子:富含维生素C和膳食纤维,帮助排毒,减少体味。

梨:富含水分和膳食纤维,促进消化,改善体味。

小白菜:富含叶绿素和抗氧化物质,帮助中和体味。

【搭配食物】

早餐搭配:全麦面包、牛油果、水煮蛋。

午餐搭配:烤三文鱼、藜麦沙拉(加入菠菜、胡萝卜)。

香蕉茼蒿汁

配方:香蕉1根,茼蒿1小把,水适量。

制作方法:香蕉去皮切段,茼蒿洗净。将所有食材

第三章　一杯汁配方分享

放入榨汁机或搅拌机中，加入适量水搅拌至顺滑。倒入杯中，即可饮用。

【功效】

香蕉：富含钾和膳食纤维，帮助调节体内水分平衡，减少体味。

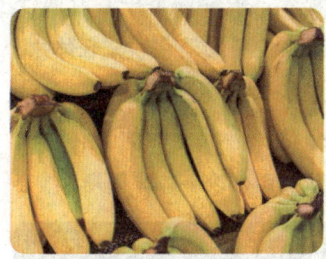

茼蒿：富含叶绿素和抗氧化物质，帮助中和体味。

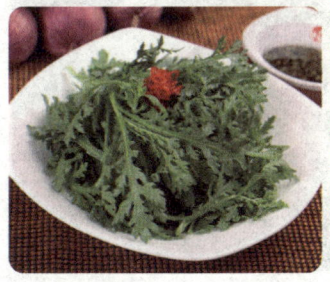

【搭配食物】

早餐搭配：燕麦片、坚果、低脂酸奶。

下午茶搭配：粗粮饼干、低脂牛奶。

总结

在这一小节中，介绍了四款能够帮助减轻体味的果蔬汁：蓝莓猕猴桃紫苏汁、菠萝草莓欧芹汁、柿子梨小白菜汁和香蕉茼蒿汁。它们均以天然食材为基础，富含叶绿素、抗氧化物质和膳食纤维，能够从源头净化血液、减少毒素积累，从而减轻体味。叶绿素作为天然的"除臭剂"，能够中和体内的异味物质；抗氧化物质则有助于改善新陈代谢，减少自由基对身体的损害；膳食纤维则通过促进肠道蠕动,帮助排出体内毒素。例如,蓝莓猕猴桃紫苏汁中的蓝莓和猕猴桃富含维生素C和膳食纤维,能够帮助排毒和改善体味;菠萝草莓欧芹汁中的菠萝和草莓则通过菠萝蛋白酶和抗氧化物质促进消化、减少异味;柿子梨小白菜汁和香蕉茼蒿汁则分别利用柿子、梨、小白菜和茼蒿的膳食纤维与叶绿素,中和体味并散发清香。搭配食物方面,建议选择富含蛋白质、健康脂肪和膳食纤维的食物,如全麦面包、水煮蛋、藜麦沙拉等,以确保营养均衡并增强效果。在饮用时间上,早晨空腹饮用有助于排毒和吸收营养,午餐或下午茶时间饮用则能帮助消化和减轻体味。坚持饮用这些果蔬汁,并结合清淡、低脂的饮食,可以从内而外改善体味问题。

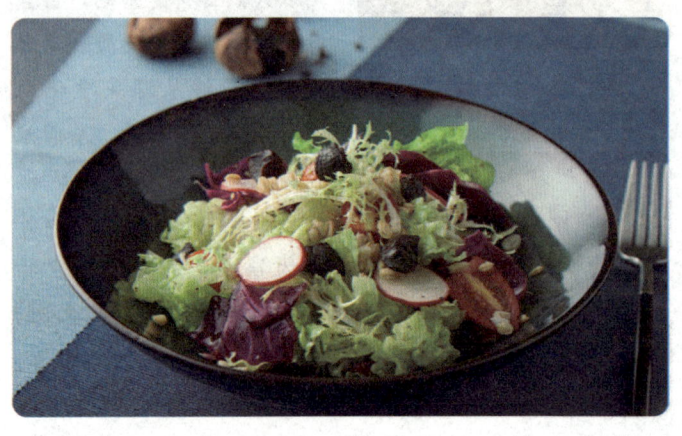

缓解压力

压力是现代生活中不可避免的一部分，长期处于压力状态不仅影响心理健康，还会对身体健康造成负面影响，如免疫力下降、睡眠障碍等。然而，通过科学的饮食和健康的生活方式，可以有效缓解压力，提升身心的抗压能力。

缓解压力的核心在于调节神经系统和激素平衡，科学的饮食结构是关键。均衡摄入富含维生素B族、镁、ω-3脂肪酸和抗氧化物质的食物，能够帮助稳定情绪、减少焦虑并改善睡眠质量。维生素B族（如维生素B_6和叶酸）有助于神经递质的合成，帮助调节情绪；镁则被称为"天然镇静剂"，能够缓解焦虑、改善睡眠；ω-3脂肪酸能够减少炎症，支持大脑健康，提升抗压能力。此外，水果、蔬菜、坚果和全谷类食物中的多种营养素协同作用，能够全面提升身体的抗压能力。例如，花豆富含色氨酸，能够促进血清素的生成，帮助改善情绪；而富含抗氧化物质的蓝莓和菠菜，则能够减少氧化应激对神经系统的损害。

许多果蔬中富含的天然植物化学物质，如多酚和类黄酮，不仅能够帮助缓解压力，还能减少炎症，提升身体的整体抗压能力。通过日常饮用这些果蔬汁，搭配合理的饮食，可以从内而外改善心理状态，让身心更加放松。同时，规律的运动、充足的睡眠也是缓解压力的重要辅助手段。

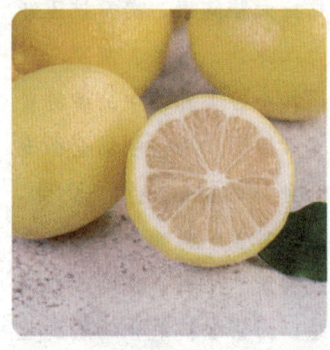

牛油果柠檬汁

配方：牛油果1个，柠檬半个，水适量。

制作方法：牛油果去皮去核切块，柠檬去皮去籽切块。将所有食材放入榨汁机或搅拌机中，加入适量水搅拌至顺滑。倒入杯中，即可饮用。

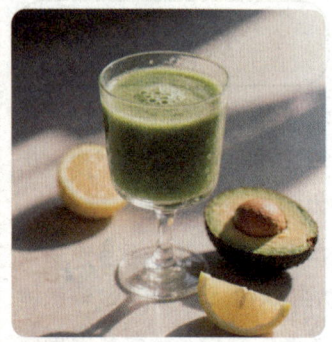

【功效】

牛油果：富含维生素B和膳食纤维，帮助增强免疫力，缓解压力。

柠檬：富含维生素C和镁元素等，帮助放松心情，缓解压力。

【搭配食物】

早餐搭配：牛角包、水煮蛋、坚果（如榛子、核桃等）。

午餐搭配：全麦面包、藜麦沙拉（加入菠菜、胡萝卜)。

香蕉菠菜紫苏汁

配方：香蕉1根，菠菜1小把，紫苏叶3~4片，水适量。

制作方法：香蕉去皮切段，菠菜洗净，紫苏叶洗净。将所有食材放入榨汁机或搅拌机中，加入适量水搅拌至顺滑。倒入杯中，即可饮用。

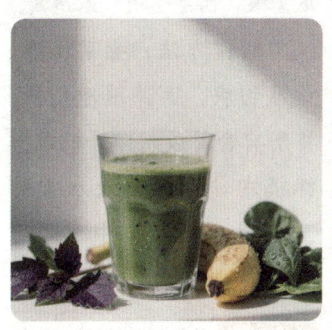

【功效】

香蕉：富含钾和天然果糖，帮助提升能量，缓解压力。

菠菜：富含镁和叶酸，帮助放松心情，缓解压力。

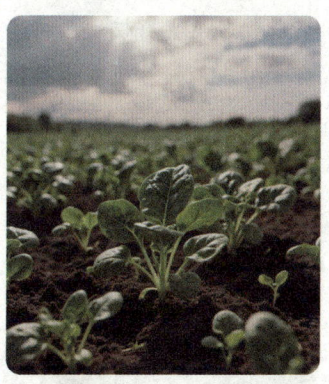

紫苏叶：富含芳香成分和抗氧化物质，帮助放松心情，缓解压力。

【搭配食物】

早餐搭配：贝果、希腊酸奶、奇亚籽。

下午茶搭配：全麦饼干、低脂牛奶。

香蕉苦瓜汁

配方:香蕉1根,苦瓜半根,水适量。

制作方法:香蕉去皮切段,苦瓜去籽切块。将所有食材放入榨汁机或搅拌机中,加入适量水搅拌至顺滑。倒入杯中,即可饮用。

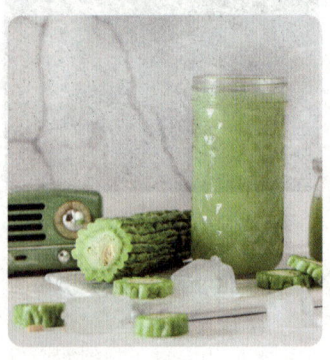

【功效】

香蕉:富含镁和天然果糖,帮助提升能量,缓解压力。

苦瓜:富含镁和苦瓜菜,帮助放松心情,缓解压力。

【搭配食物】

早餐搭配:牛角包、牛油果、水煮蛋。

午餐搭配:烤三文鱼、藜麦沙拉(加入紫甘蓝、胡萝卜)。

生菜黄瓜西芹汁

配方:生菜1小把,黄瓜1根,西芹1根,水适量。

制作方法:生菜洗净,黄瓜切块,西芹洗净切段。将所有食材放入榨汁机或搅拌机中,加入适量水搅拌至顺滑。倒入杯中,即可饮用。

【功效】

生菜:富含叶绿素和抗氧化物质,帮助放松心情,缓解压力。

黄瓜：富含水分和抗氧化物质，帮助排毒，缓解压力。

西芹：富含维生素K和抗氧化物质，帮助减少炎症，缓解压力。

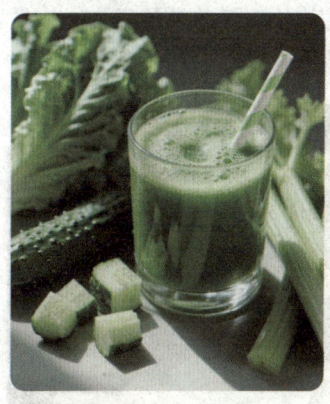

【搭配食物】

早餐搭配：牛角包、坚果、蜂蜜。

下午茶搭配：全麦饼干、低脂酸奶。

总结

本节介绍了四款具有缓解压力功效的果蔬汁，包括柿子柠檬汁、香蕉菠菜紫苏汁、香蕉苦瓜汁和生菜黄瓜西芹汁。这些果蔬汁以天然食材为基础，富含维生素、镁和天然果糖，能够有效帮助放松心情、提升能量并缓解压力。柿子柠檬汁通过柿子的维生素C和柠檬的抗氧化物质，帮助增强免疫力和放松心情；香蕉菠菜紫苏汁利用香蕉的钾、菠菜苗的镁和紫苏叶的芳香成分，提升能量并缓解压力；香蕉苦瓜汁结合了香蕉的天然果糖和苦瓜的抗氧化物质，帮助放松心情；生菜黄瓜西芹汁则通过生菜的叶绿素、黄瓜的水分和西芹的维生素K，排毒并缓解压力。每款果蔬汁的制作方法简单易行，只需将食材切块后放入榨汁机榨汁即可。为了增强效果，还提供了搭配食物的建议，如全麦面包、水煮蛋、藜麦沙拉等，确保营养均衡。饮用时间上，早晨空腹饮用有助于提升能量和缓解压力，午餐或下午茶时间饮用则能帮助消化和放松心情。这些果蔬汁不仅口感丰富，还能通过日常饮用帮助缓解压力、提升能量，适合追求健康生活的人群。通过合理搭配和坚持饮用，您可以从内而外放松心情，缓解压力，焕发健康光彩！

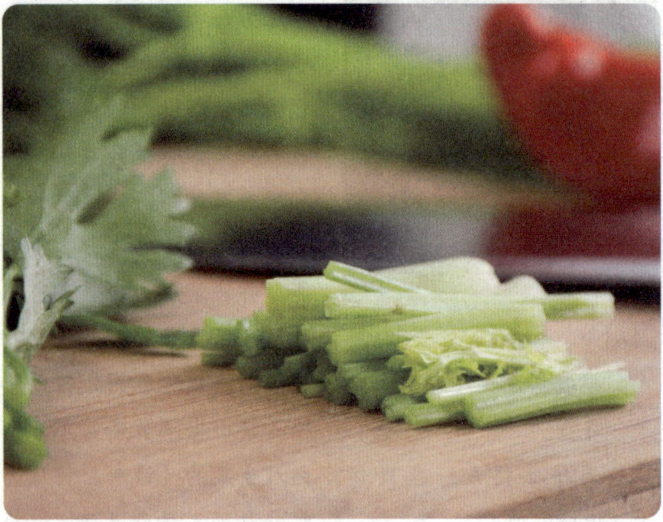